中草药识别与应用丛书

烧伤、烫伤中草药识别与应用

黄燮才　主编

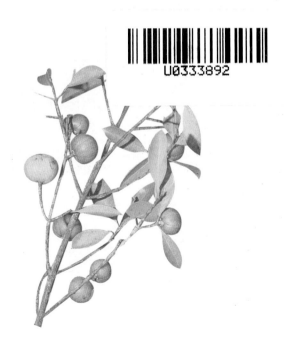

U0333892

广西科学技术出版社

图书在版编目（CIP）数据

烧伤、烫伤中草药识别与应用 / 黄燮才主编. —南宁：广西科学技术出版社，2017.12（2024.4重印）
（中草药识别与应用丛书）
ISBN 978-7-5551-0728-6

Ⅰ.①烧… Ⅱ.①黄… Ⅲ.①烧伤—中药疗法②中草药—基本知识 Ⅳ.①R269.44②R282

中国版本图书馆CIP数据核字（2016）第314959号

烧伤、烫伤中草药识别与应用

SHAOSHANG TANGSHANG ZHONGCAOYAO SHIBIE YU YINGYONG

黄燮才　主　编

策　　划：罗煜涛　陈勇辉
责任编辑：李　媛　　　　　　　　责任校对：袁　虹
封面设计：苏　畅　　　　　　　　责任印制：韦文印

出 版 人：卢培钊　　　　　　　　出版发行：广西科学技术出版社
社　　址：广西南宁市东葛路66号　邮政编码：530023
网　　址：http://www.gxkjs.com

印　　刷：北京兰星球彩色印刷有限公司
开　　本：890 mm × 1240 mm　1/32
字　　数：87千字　　　　　　　　印　　张：3
版　　次：2017年12月第1版　　　印　　次：2024年4月第2次印刷
书　　号：ISBN 978-7-5551-0728-6
定　　价：68.00元

《烧伤、烫伤中草药识别与应用》

编委会

主　　编：黄燮才

编著者：黄燮才　黄贤忠　黄镇才　刘雪琼　林云仙　陆　晖
　　　　黄　霞　黄　芳　黄　榆　刘哲君　黄　欣　韦家福
　　　　杨松年　黄超才　李宁汉　陈龙小　刘启文　邬家林
　　　　吴光弟　李延辉　罗世经　江宏达　李方荣　黎伯钧
　　　　周楚程　何明光　朱桂生　张耀辉　陈家玉　马永年
　　　　周昌卫

◆前　言◆

　　烧伤、烫伤在工业、农业生产和日常生活中都可能发生，也是战时最常见的损伤之一，所以也是常见疾病。

　　早在晋代的《肘后备急方》中就有"烫火灼伤用年久石灰敷之，或加油调"的记载。唐代的《千金方》也有"凡火烧损伤慎勿以冷水洗之"和"治火烧闷绝，不认人，以新尿冷饮之及冷水和蜜饮之……"以及"火疮用栀子、黄芩、白蔹煎汤以淋疮，会溜去火热毒"的记载。清代的《洞天奥旨》指出"烧烫伤……轻则害在皮肤，重则害在肌肉，尤甚者害在脏腑"，"……故治火烧之症，必须内外同治，则火毒易解也"。以上记载说明，古代人们对烧伤、烫伤较重视，并积累了一些治疗经验，有些仍沿用至今。新中国成立后，我国在使用中草药和运用中西医结合防治烧伤、烫伤方面积累了不少宝贵经验，对保障人民群众的健康起了重大作用，也受到国际医药界的广泛推崇。同时，由于中草药具有药物易找、使用简便和花钱少等优点，仍然有许多人使用中草药治疗烧伤、烫伤。为了继承和发掘中国医药学遗产，使中草药在治疗烧伤、烫伤中更好地为人类健康服务，我们本着安全、有效、简便、经济和药物易找的原则，选择了民间常用而且疗效较好的中草药，结合临床经验，并参考有关文献资料，编著成这本《烧伤、烫伤中草药识别与应用》。

　　本书适合基层医生和中草药爱好者参考使用，也可供从事烧伤烫伤研究以及资源开发者参考。希望本书的出版能在普及中草药科学知识、搞好城乡医疗保健、保障人民健康及开发利用中草药治疗烧伤、烫伤等方面提供可靠依据。

当前，保护自然资源，保持生态平衡，就是保护人类自己的观点已成为越来越多的国家和人民的共识。因此，希望在开发利用中草药时注意生态平衡，保护野生资源和物种。对疗效佳、用量大的野生中草药，应逐步引种栽培，建立生产基地，建立资源保护区，有计划地轮采，使我国有限的中草药资源能不断延续，为人类造福。

由于编者的水平有限和受客观条件的限制，书中难免存在不足之处，欢迎读者提出宝贵意见。

黄燮才

2016年10月

◆编写说明◆

1. 品种：本书收载治疗烧伤、烫伤临床常用中草药50种。每种按名称（别名）、来源、形态、生境分布、采收加工、性味功效、用量、禁忌、验方等项编写。目录的编排按中草药名称的第一个字的笔画多少为顺序。

2. 图片：每种中草药均有形态逼真的彩色图片。除小型草本拍摄全株外，木本、藤本和大型草本只拍摄有代表性的局部，用局部的枝叶、花或果来表现全体，因此在看图时，应对照形态项的描述，通过图文对照，提高识别能力。少数中草药还配有药材彩色图片。

3. 名称：中药原则上采用《中华人民共和国药典》、部颁标准或省（自治区）地方标准所用的名称，草药一般采用多数地区常用名称，以求药名逐步统一。

4. 学名：每种中草药在来源项中只选择1个符合国际命名法规的学名（拉丁学名）。

5. 验方：中西医病名均予采用，所列使用分量可供参考，使用时可根据药物性味功效和患者体质强弱、病情轻重、年龄大小、发病季节、所处地域等具体情况进行加减，做到辨证论治。凡不明症状或病情严重的，应及时请医生诊治，以免贻误病情。对有毒药物，用量尤须慎重，以免发生不良作用。

水煎服：指用清水浸过药面约2 cm煎药，煎好后滤出药液再加清水过药面复煎，2次药液混合作为1日量，分2～3次服用；病情紧急的，则1次顿服。煎药容器以砂锅为好，忌用铁器。

先煎：矿物类、介壳类（如龟板等）应打碎先煎，煮沸约10分钟后，再下其他药同煎。

后下：气味芳香的药物（如薄荷、砂仁等）宜在一般药即将煎好时下，再煎4～5分钟即可。

布包煎：为了防止煎药后药液浑浊及减少对消化道及咽喉的不良刺激，有些药物（如灶心土、旋覆花等）要用纱布包好再放入锅内煎煮；或先煎去渣，然后再放入其他药同煎。

另炖或另煎：某些贵重药物（如人参、鹿茸等），为了尽量保存有效成分，以免同煎时被其他药物吸收，可另炖或另煎，即将药物切成小片，放在加盖盅内，隔水炖1～2小时。

另焗：含有挥发油，容易出味，用量又少的药物（如肉桂等），可用沸开水半杯或用煎好的药液趁热浸泡并加盖。

冲服：散（粉）剂、小丸、自然汁及某些药物（如三七末、麝香、竹沥、姜汁、蜜糖、白糖或红糖）等，需要冲服。

烊化（溶化）：胶质、黏性大且易溶的药物（如阿胶、鹿胶、龟胶、饴糖等）与其他药物同煎，则易粘锅煮焦，或黏附于其他药物，影响药物有效成分溶解。用时应在其他药物煎好后，放入去渣的药液中微煮或趁热搅拌，使之溶解。

烧存性（煅存性）：将药物加热至焦化呈黑褐色，中心部分尚存留一点深黄色叫做"存性"，千万不能将药物烧成白灰，以致失去药效。

6．计量：形态项的长度按公制用m（米）、cm（厘米）和mm（毫米）。验方中的重量换算如下：1斤（16两）=500克，1两=30克，1钱=3克。液体按1斤=500毫升。验方的用量，除儿科疾病外，均按成人量，儿童用时应酌减，一般用量如下：1～2岁用成人量的1/5，2～3岁用成人量的1/4，4～7岁用成人量的1/3，8～12岁用成人量的1/2。凡药名前冠有"鲜"字的，是指新鲜的药物，其他均为干燥药，如改为鲜药，一般用量可加倍。外用量可根据药物性味功效和病情等的不同情况灵活决定。

◆烧伤、烫伤简介◆

烧伤、烫伤民间也叫"烫火伤""烧烫伤"和"水火烫伤"等。除火焰、热水、水蒸气外，生石灰、烧碱、硫酸、盐酸等强酸、弱碱也可造成烧伤。凡烧伤、烫伤，皮肤发热辣痛，不久起水疱，甚则脱去外皮，溃烂流水，为热毒所伤症。按皮肤受损伤的深浅，可以把烧伤分为三度。

Ⅰ度烧伤：只伤到表皮浅层，表面干燥，红肿热痛，不起水疱，除非面积太大，一般不会发生全身反应。通常经2~3天治疗，表皮自行脱落痊愈。

Ⅱ度烧伤：又分为浅Ⅱ度和深Ⅱ度。浅Ⅱ度：伤到真皮浅层，皮肤起水疱，水疱基底部呈均匀红色，潮湿，局部肿胀，水疱周围有水肿，有时真皮脱落，有剧烈疼痛，还有发热、头昏、头痛等现象。如创面无感染，一般经1~2周治疗，创面愈合。深Ⅱ度：伤到真皮深层，创面有皮肤附件残留，痛觉迟钝，有水疱，水疱基底苍白，间有红色斑点，潮湿，有发热、头昏、头痛等现象。如创面无感染，一般经3~4周治疗，创面愈合。

Ⅲ度烧伤：伤达皮肤全层，甚至伤及皮下组织、肌肉、骨骼，创面痛觉消失，无弹力，坚硬如皮革样，蜡白，焦黄或炭化，干燥。干后皮下静 脉阻塞如树枝状。如创面无感染，一般治疗2~4周焦痂脱落，形成肉芽创面。

凡烧伤、烫伤无论轻重，急用童子尿灌服，或用童子尿1茶杯，加入朱砂1.5 g灌服，以免火毒攻心，或用白砂糖30 g调热开水服或用蜂蜜（蜜糖）30 g调热开水灌服。不可用冷水淋伤处，如用冷水淋则热气内逼，轻则烂人筋骨，手足弯缩，缠绵难愈，重则直攻入心难救。可用麻油涂伤处或用麻油加淘米（糯米最好）水各适量，混合均匀，用筷子不断搅拌至可以挑起成丝为度，涂伤处即能止痛。也可用米醋涂洗患处，既不起水疱，又能止痛。或用粗纸数层浸人尿敷患处，可免起水疱。

病情严重的烧伤、烫伤，应送医院做紧急处理，要中西医结合进行抢救治疗，及早防治休克和防止感染（致病菌大多是绿脓杆菌和金黄色葡萄球菌，本书收载的中草药大部分有抑制绿脓杆菌和金黄色葡萄球菌作用），积极增强机体抵抗力，防治败血症（败血症是造成烧伤死亡的主要原因）。

烧伤、烫伤的预防：①加强劳动保护和防火、灭火设备的配置，经常开展防火宣传教育，注意遵守安全操作规章制度，积极做好烧伤的预防工作。②在家庭或幼儿园，开水、热粥、热汤都要放在小孩（特别是会爬行的小孩）不易摸到的地方，以免烫伤小孩；注意不要让小孩玩火，以免被烧伤。

◆ 目 录 ◆

一 画

一点红 ·· 1

三 画

土大黄（红筋大黄）·· 3

大叶桉叶（桉树叶、桉叶）····································· 4

大花金银花（金银花）·· 6

山竹子（多花山竹子、山桔子）································ 8

山银花（金银花）·· 10

千里光（九里明）·· 11

女贞皮 ·· 13

小金樱根 ·· 14

小叶金花草（小野鸡尾、火伤蕨）····························· 16

四 画

无刺功劳木（土黄连、木黄连）································ 17

毛冬青（火烙木、密木儿、乌尾丁）···························· 19

乌韭（金花草、大叶金花草）··································· 21

水银花（金银花、毛柱忍冬）··································· 22

五 画

功劳木（土黄连、木黄连）····································· 23

石灰（生石灰）··· 25

石膏（生石膏）··· 27

冬青叶（四季青）·· 29

六 画

光叶蛇葡萄（见毒消、粉藤）··································· 30

刘寄奴（南刘寄奴）·· 32

阴行草（刘寄奴、北刘寄奴）··································· 33

七 画

芦荟叶（油葱叶）·· 35

芭蕉（粉芭蕉、西贡蕉）······································· 36

两面针根 ·· 38

岗梅（白点秤、天星木）······································· 40

八 画

苦参 ……………………………………………… 41

刺黄连（土黄连、三颗针）…………………………… 43

岭南山竹子（山竹子、木竹子）……………………… 44

侧柏叶（扁柏叶、柏树叶）…………………………… 46

金银花 …………………………………………… 48

金樱子根（金樱根）……………………………… 49

炉甘石 …………………………………………… 51

九 画

南岭功劳木（土黄连、木黄连）……………………… 53

南酸枣树皮（五眼果树皮）…………………………… 54

栀子（山栀子、黄栀子）……………………………… 56

香港功劳木（土黄连、木黄连）……………………… 58

十 画

烧伤藤 …………………………………………… 59

海蛇油 …………………………………………… 61

姬蕨叶（冷水蕨、岩姬蕨）…………………………… 62

十一 画

黄芩 ……………………………………………… 63

黄柏 ……………………………………………… 65

黄连藤（藤黄连、黄藤）……………………………… 67

黄葵花（野棉花、假芙蓉）…………………………… 69

黄蜀葵花（秋葵、假芙蓉）…………………………… 70

蚯蚓（广地龙、曲蟮、参环毛蚓）…………………… 72

十二 画

斑鸠毛（花斑鸠、珍珠鸠）…………………………… 73

猴耳环叶（围涎树、咬龙木）………………………… 75

寒水石（凝水石）………………………………… 76

十三 画

蜂蜜（蜜糖、蜂糖、白蜜）…………………………… 78

十四 画

翠云草 …………………………………………… 81

一 点 红

▶**来源** 菊科植物一点红 *Emilia sonchifolia* （L.）DC. 或小一点红
Emilia prenanthoides DC. 的全草。

▶**形态** 一点红：一年生草本。全株有毛。新鲜时折断有乳状汁
液。茎圆柱形，有疏柔毛。单叶互生；茎下部生的叶片倒向羽状分
裂，长5~10 cm，宽2.5~6.5 cm，顶端裂片大，宽卵状三角形，顶端
钝或近圆形，有不规则锯齿，侧生裂片通常1对，长圆形或长圆状披
针形，两面均有疏毛；茎上部生的叶片卵状披针形，较小，边缘有锯
齿或全缘，下面有时紫红色。花紫红色；头状花序排成伞房状，生于
枝顶；总苞圆柱状；总苞片1层；全为管状花，花冠约与总苞等长，5
裂；雄蕊5枚，花药连合。瘦果圆柱形，有毛，顶端有白色冠毛。花、
果期7~10月。

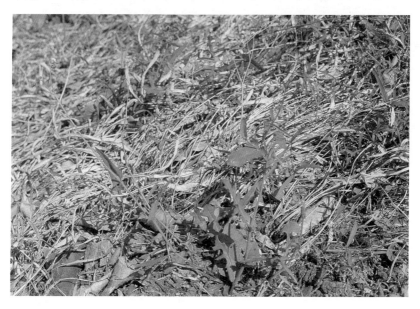

小一点红：一年生草本。新鲜时折断有乳状汁液。茎直立或斜升，无毛或有短柔毛。单叶互生；茎下部生的叶片不分裂，倒卵形或倒卵状长圆形，顶端钝，基部渐狭成长柄，边缘全缘或有疏齿；茎中部生的叶片长圆形或线状长圆形，长5～9 cm，宽1～3 cm，无柄，抱茎，边缘有波状齿，两面均无毛或近无毛；茎上部生的叶片小，线状披针形。花红色或紫红色；头状花序排成伞房状，生于枝顶；总苞圆柱状，长8～12 mm，宽5～10 mm；总苞片1层；全为管状花，花冠管长约10 mm，5裂；雄蕊5枚，花药连合。瘦果圆柱形，无毛，顶端有白色冠毛。花、果期5～10月。

▶生境分布　生于山坡、林边、路边、荒地潮湿处、沟边、田埂上。一点红：分布于我国浙江、江西、安徽、福建、台湾、湖北、湖南、广东、广西、海南、四川、云南、贵州；亚洲热带、亚热带地区及非洲也有分布。小一点红：分布于我国浙江、福建、湖南、广东、广西、云南、贵州。

▶采收加工　夏、秋季采，鲜用或晒干。用时洗净，切碎。

▶性味功效　微苦，凉。清热解毒，抗菌消炎，凉血消肿。

▶用量　15～30 g。

▶验方　1. 烧伤：①一点红、功劳木、元宝草各30 g，苦树叶（苦木科苦树的叶）250 g，金樱子根（或小金樱根）60 g。加水1000 ml煎至约500 ml，取药液涂患处。同时取一点红、金银花各30 g，水煎当茶饮。②一点红、千里光、杠板归、火炭母、牛甘果树皮（大戟科余甘子的树皮）各250 g。加水2000 ml，煎至约1000 ml，用此药液清洗创面和涂敷患处。同时取一点红、毛冬青根或叶（或岗梅根或叶）各30 g，水煎当茶饮。

2. 烧伤、烫伤：一点红、两面针根皮、柠檬桉树二层皮各1份，甘草半份，冰片少许，研细粉，用茶油调涂患处。若创面有感染，可用黄连、黄柏、黄芩各等量水煎洗创面后再涂药。同时取一点红30 g，岗梅根（或毛冬青根）、白茅根各15 g，水煎服，每日1剂。

土 大 黄（红筋大黄）

▶**来源** 蓼科植物红丝酸模 *Rumex chalepensis* Mill. 的根。

▶**形态** 多年生直立草本，高约1 m。茎带紫色，圆柱状，有多数纵沟。根肥大，肉质，黄色。单叶，基生叶丛生状，有长柄，叶片卵状长椭圆形，长20～30 cm，叶脉红色，边缘全缘，两面均无毛，下面有小瘤状突起，基部心形；茎生叶互生，有短柄，卵状披针形，叶脉红色，茎上部叶渐小，几乎无柄；托叶膜质。花淡绿色；圆锥花序生于枝顶，花枝由叶丛间抽出；花被6片；雄蕊6枚。果实卵形，有3棱，成熟时紫褐色或茶褐色。花、果期夏、秋季。

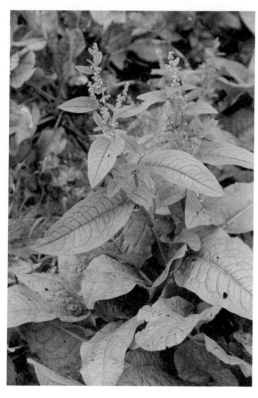

▶**生境分布** 多为栽培或野生于潮湿的山谷、沟边、山脚。分布于河南、山东、江西、浙江、江苏、安徽、福建、台湾、湖北、湖南、广东、广西、海南、四川。

▶**采收加工** 秋季采，切片，鲜用或晒干备用。用时洗净，切碎。

▶**性味功效** 辛、苦，凉。清热解毒，凉血，通便，抗菌消炎，消肿。

▶**用量** 10~15 g。

▶**验方** 1. 烧伤：①土大黄适量。研细粉，麻油或茶油调敷患处。②土大黄、地榆、龙骨、生石膏各25 g，黄连、黄柏、儿茶各125 g。研细粉，撒于患处，若创面干燥，可用茶油调药粉涂患处。③土大黄（或大黄）、松香、白矾各等量。将松香熔化，加入白矾粉和土大黄（或大黄）粉，用植物油调匀敷患处。用上述①~③方的同时，取金银花、野菊花、毛冬青（或岗梅）各15 g。水煎，冲白糖适量，冷服。

2. 烧伤、烫伤：①土大黄、地榆各适量，冰片少许。共研细粉，用麻油或茶油调匀涂患处。②土大黄（或大黄）、紫草、当归、甘草各等量。用麻油或茶油浸泡过药面，慢火煎熬约半小时，取药油涂患处。用上述①~②方的同时，取岗梅叶（或毛冬青叶，或冬青叶）、车前草、一点红各30 g。水煎服。

3. 大面积烧伤、烫伤：土大黄、栀子、苦楝根外层皮、土黄连（北江十大功劳或阔叶十大功劳的根、茎）、毛冬青根（或岗梅根，或冬青树皮）各60 g，滑石180 g，薄荷30 g。共研细粉，用茶油调匀涂患处。同时取黄芩、黄柏各15 g，栀子12 g，黄连10 g，水煎服。

4. 烧伤、烫伤，红肿灼痛起水疱：①土大黄（或大黄）适量，研细粉，调麻油或桐油或鸡蛋清涂患处，也可用米醋调匀涂患处。②土大黄（或大黄）、地榆各等量，研细粉，用花生油或麻油或茶油或桐油调匀敷患处。③土大黄（或大黄）2份，蜂蜡1份，麻油（或茶油）4份。将麻油或茶油煮沸，加入土大黄（或大黄）炸干后取出，再加入蜂蜡，搅匀，待冷，涂患处。

大叶桉叶（桉树叶、桉叶）

▶**来源** 桃金娘科植物大叶桉 *Eucalyptus robusta* Smith 的叶。

▶**形态** 常绿乔木。树皮不脱落，深褐色，粗糙，有扭曲槽纹，

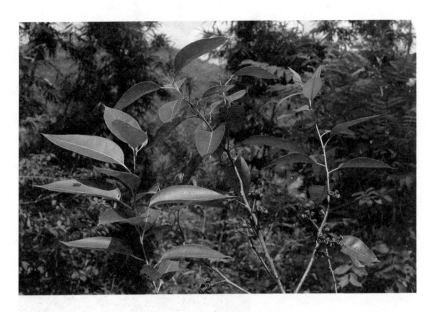

稍松软，厚约2 cm。嫩枝无毛，有棱。单叶互生；叶片卵状披针形或椭圆状披针形，长8～16 cm，宽3～7.5 cm，先端渐尖，基部两侧不对称，边缘全缘，两面均无毛，对光可见许多油腺点，揉之有香气，侧脉多数而明显，边脉离叶缘约1 mm；叶柄无毛。花白色；直径达1.8 cm；伞形花序生于叶腋，有花4～8朵；总花梗扁平，长约2.5 cm；花梗长不超过4 mm；萼管半球形，无棱；花瓣与萼片均4～5片，合生成一帽状体；帽状体约与萼筒等长，花开放时帽状体整个脱落；雄蕊多数，花丝分离。蒴果卵状壶形，长1～1.5 cm，宽约1 cm，上半部略收缩，果瓣3～4片，深藏于萼管内。种子多数。花、果期夏、秋季。

▶**生境分布**　栽培植物，多栽培于平地、山脚、路边、庭园、村边、沟边、河旁或沼泽地。分布于我国江苏、浙江、江西、福建、湖南、广东、广西、海南、四川、云南、贵州。原产于澳大利亚。

▶**采收加工**　全年可采，一般多鲜用。用时洗净，切丝或切碎。

▶**性味功效**　苦、辛，平。清热燥湿，抗菌消炎，收敛，杀虫。

▶**用量**　15～30 g（鲜品）。

▶验方　1. 烧伤：大叶桉叶500 g，加水3000 ml煎2小时成浓液，涂患处，保持药面湿润。同时取金银花、一点红各30 g。水煎，冷服，每日1剂。

2. 烧伤、烫伤：①大叶桉叶适量，水煎成浓液，涂患处，每日涂数次。同时取毛冬青（或岗梅）根、一点红各30 g。水煎，冷服，当茶饮，每日1剂。②大叶桉叶250 g，加水煎成浓液约500 ml，用消毒纱布浸药液敷患处，经常加药液保持湿润。同时取金银花、积雪草各60 g，水煎当茶频饮，每日1剂。

大花金银花（金银花）

▶来源　忍冬科植物大花忍冬 *Loniceramacrantha*（D.Don）Spreng. 的花蕾或带初开花和茎（金银花藤）。

▶形态　多年生半常绿缠绕藤本。茎圆柱形，嫩枝红褐色，密生柔毛和开展的黄褐色长糙毛，毛长约2 mm以上，并散生短腺毛。单叶对生；叶片卵形、卵状长圆形或长圆状披针形，长5～10 cm，宽2.5～5 cm，边缘全缘，有长糙毛，上面中脉和下面叶脉有长、短两种糙毛，并夹杂有少数淡黄色或橘

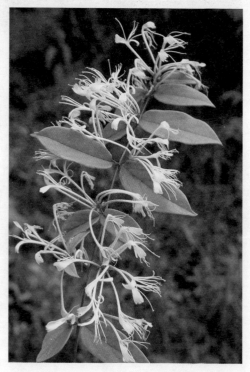

红色腺毛；叶柄密生开展的长糙毛和短糙毛，并散生短腺毛。花初开时白色，后变黄色；成对生于叶腋或在小枝顶集集成多节的伞房状花序，总花梗密生开展的长糙毛和短糙毛，并散生短腺毛；苞片披针形，长约3 mm，与萼筒等长；小苞片卵形，长约1 mm；苞片和小苞片均有糙毛和腺毛；萼筒无毛或有短糙毛，5齿裂，裂片有糙毛和腺毛；花冠长4.5～7 cm，5裂呈唇形，外面有开展的糙毛、微毛和小腺毛，唇瓣内面有疏毛；雄蕊5枚，无毛。果实近球形，直径约1 cm，成熟时黑色。花、果期4～8月。

▶**生境分布** 生于山坡、山脚、林中、林边、路边灌丛中。分布于中国浙江、江西、福建、台湾、湖南、广东、广西、海南、四川、云南、贵州、西藏；越南、缅甸、不丹、尼泊尔、印度也有分布。

▶**采收加工** 花：夏季采，晒干或用硫黄熏后晒干。用时洗净。茎：全年可采，割取带叶嫩枝，晒干。用时洗净，切碎。

▶**性味功效** 甘，寒。清热解毒，抗菌消炎，止血。

▶**用量** 花：6～15 g。茎：10～30 g。

▶**验方** 1. 烧伤：①大花金银花、白芷、紫草各30 g，冰片1.5 g，用香油或茶油500 g浸泡24小时后，用微火炸焦，去渣取油，待冷，涂患处。取大花金银花（或毛冬青）30 g，甘草10 g（无甘草用白糖冲服）。水煎服。②大花金银花、大黄、黄柏、紫草、白芷、当归、紫花地丁（或犁头草）、蒲公英、熟地黄各30 g。上药混合在一起，用香油或花生油或茶油500 g，煎焦近煳程度，过滤于灭菌容器内，加入膏状黄蜡100 g，再加冰片15 g调匀，用消毒纱布浸药液中，取出敷患处，隔1～2日换1次。同时取大花金银花30 g，甘草10 g，水煎服。③大花金银花藤60 g，白芷、紫草各30 g。混合后加入菜油或茶油1 kg，用文火熬至白芷微黄为度，过滤于灭菌容器内，加入冰片1.5 g，石蜡30 g溶化后，用消毒纱布浸药液中，取出敷患处。同时取黄连10 g，黄芩、黄柏各15 g，毛冬青30 g。水煎服。④大花金银花藤4份，南酸枣树皮6份。水煎5小时后过滤去渣，先用药液冲洗，再将药液涂患处，并撒冰片粉少许于药面上，每日换1次。同时取大花金银花藤、毛冬青（或岗梅）根各30 g。水煎代茶饮。

2. 烫伤：①鲜大花金银花（无鲜的，用干的也可）60 g，甘草10 g。水煎服，每日1剂。同时取大黄、地榆各30 g。研细粉，用桐油（或茶油）调匀敷患处，如有水疱，用针挑破后再涂药。②大花金银花、黄柏、当归各30 g，鲜土牛膝根250 g，麻油或茶油250 g。同煎去渣取汁，用消毒薄纸（或消毒纱布）浸透，敷患处。同时取大花金银花30 g，黄芩、黄柏各10 g，甘草6 g，水煎服。

3. 烧伤、烫伤：大花金银花（或大花金银花藤）120 g，毛冬青根（或岗梅根，或冬青根，或冬青叶）100 g。水煎代茶饮，并取鲜冬青叶（或毛冬青叶）适量，捣烂，加入第二次淘米水煎沸，待冷，频涂患处。

4. 蜈蚣咬伤：大花金银花、甘草各15 g。水煎服。同时取五灵脂10 g，口嚼敷患处。

山 竹 子（多花山竹子、山桔子）

▶来源　藤黄科植物木竹子 *Garciniamultiflora* Champ.ex Benth. 的树皮、根皮、叶。

▶形态　常绿乔木或灌木，高达15 m。新鲜时折断有黄色汁液。叶嚼之味酸。树皮灰白色。枝对生，嫩枝无毛。单叶对生；叶片革质，卵形、长圆状卵形或长圆状倒卵形，长7～16 cm，宽3～6 cm，先端尖，基部狭，边缘全缘，两面均无毛，侧脉纤细，每边10～20条，网脉在上面不明显；叶柄长1～4 cm，无毛。花橙黄色或淡黄色，直径2～3 cm，杂性同株；聚伞圆锥花序，有时单朵，生于枝顶或叶腋；萼片4片，2大2小；花瓣4片；雄蕊多数，花丝合生成4束；子房上位，2室。浆果近球形或倒卵圆形，长3～5 cm，直径2.5～3 cm，成熟时黄色，顶端有宿存的盾状柱头，果肉酸甜可食，内含黄色胶质，吃后牙齿常染成黄色，故民间又称黄牙果。花、果期6～12月。

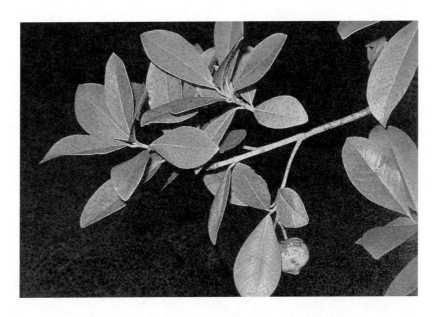

▶**生境分布**　生于山坡、山谷疏林或密林中、沟边、林边或次生林中。分布于我国江西、福建、台湾、湖南、广东、广西、海南、云南、贵州；越南也有分布。

▶**采收加工**　全年可采，鲜用或晒干。用时分别洗净，切碎。

▶**性味功效**　酸、涩、微苦，凉；有小毒。清热解毒，消炎止痛，收敛生肌。

▶**用量**　15～30 g。

▶**验方**　1. 烧伤、烫伤：①山竹子树皮适量。研细粉，用植物油调成糊状涂患处。②山竹子根皮（或叶）、南酸枣根皮（或叶）各适量。共捣烂，加茶油调匀敷患处。③山竹子树皮、地榆各100 g，穿心莲全草50 g。分别研细粉过筛，混合均匀，加植物油适量调成稀糊状，涂患处，每日2～3次。用上述③方的同时，取金银花、毛冬青（或冬青、岗梅）根各15g。水煎服。

2. 烧伤：山竹子树皮8份，黄柏、地榆各1份，冰片适量。先将山竹子树皮、黄柏、地榆共研细粉，过筛，加入冰片，再加入液状石蜡调成稀糊状，涂患处。同时取毛冬青根30 g。水煎服。

3. 烫伤：山竹子树皮、毛冬青（或冬青、岗梅）叶、千里光全草各等量。研细粉，加茶油或桐油调成稀糊状涂患处。同时取金银花、毛冬青、黄柏各15g，水煎服。

山 银 花 <small>（金银花）</small>

▶来源　忍冬科植物华南忍冬 *Lonicera confusa* Rehd. 的花蕾或带初开的花和茎（金银花藤）。

▶形态　多年生常绿缠绕藤本。茎圆柱形，嫩枝密生灰黄色卷曲短柔毛和稀疏微腺毛。单叶对生；叶片卵形或卵状长圆形，长3～6 cm，宽2～3 cm，嫩时两面有短糙毛，老时上面变无毛，边缘全缘；叶柄密生灰黄色卷曲短柔毛和稀疏微腺毛。花初开时白色，后变黄色；成对生于叶腋或具2～4节的短总状花序；总花梗密生灰黄色卷曲

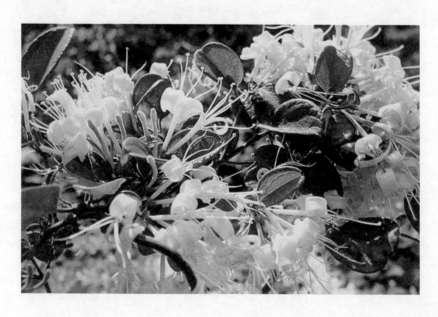

短柔毛和稀疏微腺毛；苞片披针形，长约2 mm；小苞片卵圆形，长约1 mm，边缘均有毛；萼筒密生短柔毛和稀疏微腺毛，5裂；花冠长3～5 cm，5裂成唇形，外面有糙毛和长、短两种腺毛；雄蕊5枚，无毛。果实近球形，长6～10 mm，成熟时黑色。花、果期4～10月。

▶**生境分布** 生于山坡、路边、沟边、林边、旷野灌丛中或栽培。分布于我国广东、广西、海南；越南、尼泊尔也有分布。

▶**采收加工** 同大花金银花。

▶**性味功效** 同大花金银花。

▶**用量** 同大花金银花。

▶**验方** 同大花金银花。

千 里 光（九里明）

▶**来源** 菊科植物千里光 *Senecio scandens* Buch.-Ham. ex D. Don 的全草。

▶**形态** 多年生蔓性草本。枝呈波状弯曲，嫩时有毛。单叶互生；叶片长三角形、卵形或卵状披针形，长7～10 cm，宽2.5～4.5 cm，先端尖，基部楔形或截形，边缘有不整齐粗锯齿或稍呈微波状，两面均有短柔毛；叶柄有短柔毛。花黄色；头状花序排成伞房状生于枝顶，总苞圆筒状；总苞片10～12枚，线状长圆形，基部的数枚极小；边缘的舌状花雌性，长圆形，黄色，长约10 mm，宽约2 mm；中央的管状花两性，黄色，花冠管5裂；雄蕊5枚，花药连合。瘦果细小，长约3 mm，有毛，顶端有白色冠毛。花、果期8月至次年4月。

▶**生境分布** 生于山坡、林边、沟边、路边、园边、灌丛、石上。分布于我国陕西、江苏、浙江、江西、安徽、福建、台湾、湖北、湖南、广东、广西、海南、四川、云南、贵州、西藏；越南、老挝、柬埔寨、泰国、缅甸、不丹、尼泊尔、印度、菲律宾、日本也有分布。

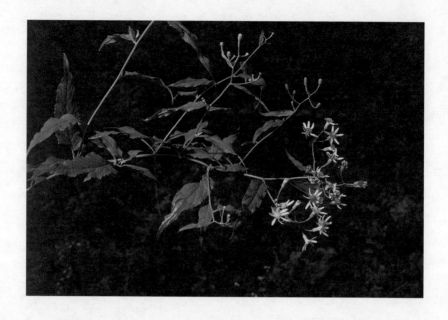

▶**采收加工**　夏、秋季采，鲜用或晒干。用时洗净，切碎。

▶**性味功效**　微苦，凉。清热解毒，抗菌消炎，去腐生肌，明目。

▶**用量**　15～30 g。

▶**验方**　1. 烧伤、烫伤：①千里光8份，白及2份，水煎浓汁涂患处。同时取金银花、连翘、大黄各15 g，黄连3 g，水煎服。②千里光、夏枯草、紫花地丁（或犁头草）、委陵菜（或白头翁）全草各60 g，茶叶30 g。水煎浓液，去渣，加少许猪胆汁和麻油（油多一些），调成糊状涂患处，每日1次。同时取金银花、千里光、毛冬青各30 g，水煎当茶饮。

2. 烫伤：①鲜千里光叶150 g，捣烂，加冰片少许，用第二次淘米水调成糊状敷患处。同时取千里光、金银花、野菊花各30 g。水煎服。②千里光6份，金银花4份，水煎浓液，涂患处。同时取金银花30 g，甘草10 g，水煎服。

3. 烧伤：①千里光、金银花、鱼腥草全草各等量，水煎浓液，频涂患处；或上药研细粉，用茶油调匀涂患处。同时取金银花30 g，水煎服。②千里光、毛冬青叶（或冬青叶）各等量，研细粉，茶油调涂患处。同时取毛冬青叶60 g，水煎服。

女 贞 皮

▶**来源**　木犀科植物女贞 *Ligustrum sinense* Lour. 的树皮。

▶**形态**　常绿灌木或乔木，高3～10 m。树皮灰色或淡灰褐色。嫩枝圆柱形，无毛。单叶对生；叶片革质，卵形、椭圆形或宽椭圆形，长6～12 cm，宽4～5 cm，边缘全缘，两面均无毛；叶柄无毛。花白色；圆锥花序生于枝顶；花冠4裂；雄蕊2枚。果实肾形或近肾形，长7～10 mm，宽4～6 mm，略弯曲，成熟时深蓝黑色或紫黑色，有白粉。花、果期5～12月。

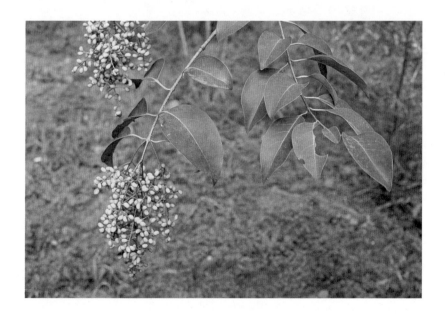

▶**生境分布** 生于山坡、山谷疏林或密林中，或栽培于庭园及街道或马路两旁。分布于我国陕西、甘肃、河南、山东、江苏、浙江、江西、安徽、福建、台湾、广东、广西、海南、湖北、湖南、四川、云南、贵州、西藏；越南、印度、尼泊尔、朝鲜也有栽培。

▶**采收加工** 全年可采，鲜用或晒干。用时洗净，切碎。

▶**性味功效** 苦，平。解毒，消肿，消炎止痛，收敛，生肌。

▶**用量** 15～30 g。

▶**验方** 1. 烫伤：①女贞皮适量。研细粉，用麻油调敷患处；同时取岗梅叶（或毛冬青叶）30 g，水煎代茶饮。②女贞皮适量，水煎，过滤，滤液熬成稀膏状，涂患处；同时取女贞叶、冬青叶、金银花各15 g。水煎服。③女贞皮、玉叶金花、毛冬青叶（或根皮）各适量，水煎成浓液，涂患处，或研细粉，用茶油调匀敷患处；同时取玉叶金花叶、毛冬青叶（或根）各30 g，水煎服。

2. 烧伤或烫伤，创面久不收口：女贞皮、石榴皮各30 g，冰片1.5 g，研细粉，用麻油或茶油调敷患处。

小金樱根

▶**来源** 蔷薇科植物小果蔷薇 *Rosa cymosa* Tratt. 的根。

▶**形态** 常绿的直立或藤状灌木。根圆柱状，坚硬，直径达5 cm，表面紫黑色，栓皮呈鳞片状脱落，切断面的木部淡棕黄色，皮部呈棕红色。茎、枝有钩状锐刺。叶互生，单数羽状复叶，有小叶3～5片，少有7片；叶片椭圆形或长圆状披针形，长2.5～6 cm，宽0.8～2 cm，两面均无毛，边缘有锯齿；叶柄和叶轴有钩状锐刺；托叶离生。花白色，直径2～2.5 cm；复伞房花序生于侧枝顶端；花梗幼时有毛，后无毛；萼片5片，有羽状裂片，外面无毛；花瓣5片，先端凹；雄蕊多数；心皮多数。果近球形，直径约5 mm，顶端有宿存的萼片，外面无直刺，成熟时红色。花、果期5～11月。

▶**生境分布**　生于山坡、山谷、石山灌木丛中、路边、村边。分布于河南、江苏、浙江、江西、安徽、福建、台湾、湖南、广东、广西、海南、四川、云南、贵州。

▶**采收加工**　全年可采,趁鲜切片,晒干。用时洗净,切碎。

▶**性味功效**　苦、涩,凉。清热利湿,抗菌消炎,消肿解毒,收敛固脱。

▶**用量**　15~30 g。

▶**验方**　1. 烧伤、烫伤:①小金樱根、大风艾各适量。水煎成浓膏,涂患处,连续使用。②小金樱根、虎杖根、大蓟根各50 g,毛冬青根30 g。研细粉,用麻油或羊油调匀涂患处,每日涂2~3次。③小金樱根适量。加水5 kg煎成浓液2 kg,湿敷患处,结痂后改为外涂,每1~2小时涂1次。④小金樱根、救必应(冬青科铁冬青的树皮)各等量。水煎,熬成膏,涂患处。用上述①~④方的同时,取一点红、毛冬青根、积雪草各30 g。水煎当茶饮。

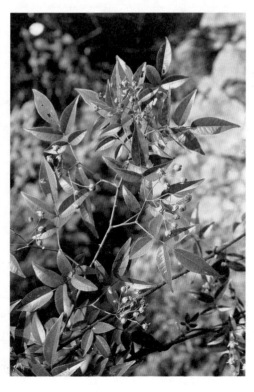

2. 硫酸、火药烧伤,水烫伤,火烧伤:小金樱根2份,毛冬青根(根皮最好)、苦木根(苦木科的苦树)各1份。水煎,去渣,熬成膏,涂患处。同时取毛冬青根、金银花各30 g,甘草10 g,水煎当茶饮。

3. 沸汤烫伤:鲜小金樱叶(花更好)、鲜毛冬青叶各适量。共捣烂,用米双酒适量调匀成糊状，敷患处，轻伤每日敷2次，重伤每日敷5~6次，至愈为止。同时取积雪草（或毛冬青叶）250 g。水煎当茶频饮。

小叶金花草（小野鸡尾、火伤蕨）

▶**来源** 中国蕨科植物野雉尾 *Onychium japonicum*（Thunb.）Kunze 的叶。

▶**形态** 多年生陆生蕨类植物，高30~60 cm。根状茎横走，密生暗褐色披针形鳞片。叶柄长15~30 cm，无毛，禾秆色或基部棕褐色；叶片卵状披针形或三角状披针形，长10~30 cm，宽6~15 cm，三至四回羽状分裂，羽片6~9对，互生；小羽片多数，最后裂片3裂，裂片长4~8 mm，宽1~2 mm，先端有短尖，无毛，叶脉分离，但在孢子囊群着生的脉端相连。孢子囊群短线形，沿裂片两侧叶缘着生，囊群盖由叶缘反卷而成，膜质，向内开口。孢子期夏季。

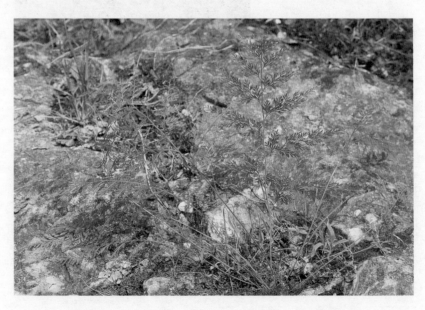

▶**生境分布** 生于阴湿林下、沟边、路边、石缝中或岩石草丛中。分布于我国陕西、甘肃、山西、河北、河南、山东、江苏、浙江、江西、安徽、福建、台湾、湖北、湖南、广东、广西、海南、四川、云南、贵州；朝鲜、日本、越南、菲律宾也有分布。

▶**采收加工** 全年可采，鲜用或晒干备用。用时洗净，切碎。

▶**性味功效** 苦，寒。清热解毒，抗菌消炎，止血生肌。

▶**用量** 30～60 g。

▶**验方** 1. 烧伤、烫伤：①鲜小叶金花草适量。捣烂，或晒干研细粉，用冷开水调匀，涂敷患处。②小叶金花草、侧柏叶、铁冬青树皮（又名救必应）各适量。研细粉，水疱未破时用蜜糖调匀薄涂患处，水疱已破时用食油调匀薄涂患处，均需频涂，保持药面湿润。③小叶金花草250 g。水煎浓液，待冷，频涂患处。④鲜小叶金花草适量。捣烂，加米汤水调匀取汁，频涂患处。

2. 烫伤：①小叶金花草适量。研细粉，用麻油调匀涂患处。②鲜小叶金花草适量。捣烂，绞汁，频涂患处。③小叶金花草、毛冬青叶（或岗梅叶，或冬青叶）各等量。水煎浓液，待冷，用消毒纱布浸药液敷患处，保持药面湿润，或频涂患处。另取小叶金花草、毛冬青根（或岗梅根，或冬青树皮）各30 g，水煎服。④小叶金花草、金樱子叶、地榆各等量。共研细粉，麻油调匀涂患处。

无刺功劳木（土黄连、木黄连）

▶**来源** 小檗科植物北江十大功劳 *Mahonia shenii* Chun 的根、茎。

▶**形态** 常绿灌木，高1～2 m。茎无刺，无毛，表面深黄灰色，茎和根的切断面均呈黄色。叶互生，单数羽状复叶，有小叶3～7片，无柄；小叶片近等大，革质，椭圆形、长圆形或卵状披针形，长8～13 cm，宽2.5～6 cm，基部狭楔形，边缘全缘或近顶端有1～2对刺状小齿，两面均无毛，最下方1对小叶着生于叶轴基部之上6～11 cm处。

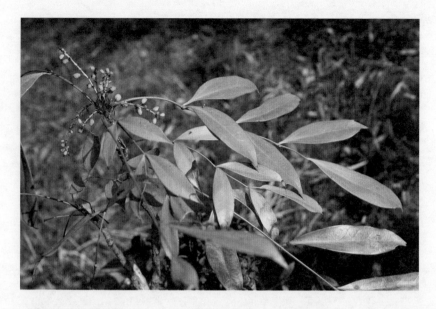

花黄色；总状花序长5～10 cm，由近茎顶的芽鳞腋内抽出，通常4～6枝聚生茎端，呈簇生状；萼片6片；花瓣6片，狭倒卵形；雄蕊6枚，花药瓣裂。果实近球形，长6～7 mm，成熟时蓝黑色，内含种子1粒或2粒。花、果期秋、冬季。

▶**生境分布** 生于沟边、山谷林下、林边、石山灌木丛中。分布于广东、广西、湖南。

▶**采收加工** 全年可采，趁鲜切片，鲜用或晒干。用时洗净，切碎。

▶**性味功效** 苦，寒。清热解毒，抗菌消炎，利湿，消肿。

▶**用量** 10～15 g。

▶**验方** 烧伤、烫伤：①功劳木、两面针根或茎皮各等量。共研细粉，用麻油或茶油调成混悬液，涂患处。同时取金银花、毛冬青（或岗梅）各30 g，水煎服。②功劳木100 g，白芷、地榆、金银花、丹参各90 g，松香20 g，黄蜡、冰片各8 g，麻油或茶油800 ml。将功劳木、白芷、地榆、丹参、金银花与油混合浸泡过夜（约浸泡24小时），用火熬（文武火交替）至白芷变焦黄为止，待冷至80℃以下时，用消毒纱布过滤，约得药油400 ml，再加黄蜡小火熔化搅拌，冷至70℃时加入松香细粉搅匀，然后加入冰片拌匀，涂患处。涂药前先用金银花、野菊花、冬青叶（或毛冬青叶）各200 g。水煎浓液洗创面。同时取金银花、连翘、大黄、功劳木各15 g，水煎服。③功劳木、地榆各等量。研细粉，加凡士林适量调匀，加热溶化成稀糊状，涂患处，每日1次。同时取功劳木10 g，金银花30 g，水煎服。

毛 冬 青（火烙木、密木儿、乌尾丁）

▶来源　冬青科植物毛冬青 *Ilex pubescens* Hook.et Arn. 的叶、根或全株。

▶形态　常绿灌木，高1.5～3 m。根粗壮，外皮灰褐色或棕褐色，切断面黄白色，皮部薄。嫩枝通常淡紫绿色，有棱，有短柔毛。单叶互生；叶片纸质，椭圆形或倒卵状椭圆形，长3～4 cm，宽1.5～2 cm，先端尖，基部狭，边缘有疏小尖齿或近全缘，上面仅中脉有毛，下面有短柔毛，叶脉上的较密，侧脉每边4～5条，叶柄长3～4 mm。花淡紫色或红色；雌雄异株或杂性；聚伞花序生于叶腋，有花1～3朵；雄花：花瓣4片或6片，倒卵状长圆形，长约2 mm；雄蕊4枚或6枚；雌花：花瓣5～8片。果实卵状球形，直径约4 mm，顶端的宿存柱头头状或厚盘状，成熟时红色，通常含有6个分核，分核两端尖，背部有3条纵沟，骨质。花、果期4～11月。

▶生境分布　生于山坡、山脚、疏林中、林边、路边、沟边、灌丛中。分布于浙江、江西、安徽、福建、台湾、湖南、广东、广西、海南。

▶采收加工　全年可采，根及枝趁鲜切片，鲜用或晒干。用时洗净，切碎。

▶性味功效　微苦、微甘、凉。清热解毒，活血通脉，消肿止痛，抗菌消炎，降压。

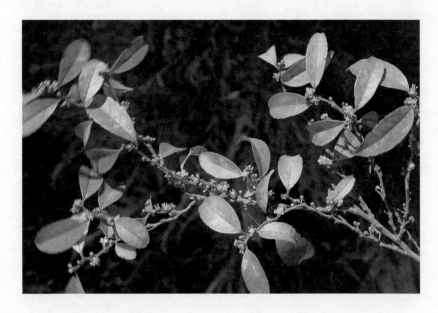

▶**用量** 60～90 g。

▶**禁忌** 凡出血性疾病或肝功能异常者，应少用或慎用。

▶**验方** 1. 烧伤、烫伤：①毛冬青枝、叶（或毛冬青根）适量。水煎，待冷每次服半碗，每日服2～3次。同时取冷的药液涂患处或用消毒纱布蘸药液湿敷患处，频频涂药，保持湿润，至痛止热消。如伤四肢，可将患部浸于冷的药液中。②毛冬青叶研细粉，麻油适量调匀涂或敷患处，或加适量麻油和少量冰片调匀涂或敷患处。③鲜毛冬青叶适量。捣烂，酌加麻油擂汁涂或敷患处。④鲜毛冬青根皮适量。捣烂，榨汁，调第二次淘米水适量涂患处，保持湿润。⑤毛冬青根、三颗针根（刺黄连或蚝猪刺的根）、黄连藤根（天仙藤根，又名藤黄连）各适量。研细粉，用桐油适量调匀涂患处。

2. 烧伤：毛冬青全株3份，南酸枣树皮（二层皮）、漆大姑（毛果算盘子的全株）各2份。加水过药面煎2小时过滤药液后再煎1次，合并2次煎液，加热浓缩成100%药液，每500 ml药液加冰片0.6 g，高压消毒后取药液涂患处。药痂形成后不再涂药。

3. 烧伤后，口干烦躁，恶心呕吐，对严重烧伤可防止休克：毛冬青根皮粉、绿豆粉各60 g，乳香10 g，甘草粉、朱砂各3 g。共研细粉，每次服10 g，每日服3次，开水冲服。

乌　韭（金花草、大叶金花草）

▶**来源**　鳞始蕨科植物乌蕨 *Stenoloma chusanum*（L.）Ching 的叶。

▶**形态**　多年生陆生蕨类植物，高30～60 cm。根状茎横走，密生褐色钻形鳞片。叶柄无毛，禾秆色，粗约2 mm；叶片披针形，无毛，三至四回羽状分裂，羽片15～20对，互生，末回羽片小，楔形或倒披针形，先端截形，全缘或有锯齿，基部楔形而下延，叶脉2叉分枝。孢子囊群沿边缘着生，每裂片上1～2枚，生于分叉叶脉顶端；囊群盖半杯形，灰棕色，向边缘开口。孢子期夏季。

▶**生境分布**　生于山脚、路边、溪边阴湿处，或林下、林边、灌丛中。分布于我国浙江、江西、安徽、福建、台湾、湖北、湖南、广东、广西、海南、四川、云南、贵州；亚洲热带地区也有分布。

▶**采收加工**　全年可

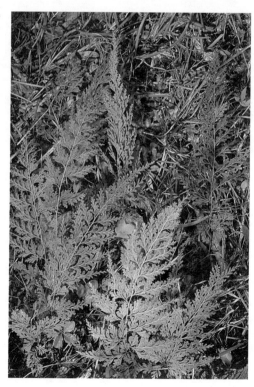

采，鲜用或晒干。用时洗净，切碎。

▶**性味功效**　微苦，寒。清热解毒，抗菌消炎，抗蛇毒，止血生肌。

▶**用量**　30～60 g。

▶**验方**　1. 烧伤、烫伤：①鲜乌韭适量。捣烂，加米汤水或第2次淘米水或冷开水调匀，取汁涂患处；或乌韭适量，研细粉，用麻油或食油调涂患处。②乌韭、岗梅叶各等量。研细粉，用茶油调匀涂患处。③乌韭、金樱子根各等量，水煎浓汁涂患处，每日3次。若患处有渗出液，每次用陈茶叶煎水洗后，另取乌韭研细粉，撒患处。

2. 烧伤：乌韭、凤尾草全草、毛冬青叶、女贞叶各等量。炒焦存性，凉后研细粉，每100 g药粉加冰片2 g，加食用油调成稀糊状，每日涂1～2次。若创面有渗出液或感染，直接将药粉撒患处。

水 银 花（金银花、毛柱忍冬）

▶**来源**　忍冬科植物水忍冬 *Lonicera dasystyla* Rehd. 的花蕾或带初开花和茎（金银花藤）。

▶**形态**　多年生缠绕常绿藤本。茎圆柱形，嫩枝带紫红色，密生灰色微柔毛。单叶对生；叶片纸质，卵形或卵状长圆形，长2～6 cm，宽1.5～3 cm，边缘全缘或波状，两面均无毛或有疏短柔毛或微柔毛，上面有时有紫晕，下面略带粉红色，茎下方的叶通常呈不规则羽状3～5中裂；叶柄有微柔毛。花初开时白色，近基部带紫红色，后渐变淡黄色；成对生于叶腋或集合成总状花序生于侧生小枝顶，总梗密生灰白色微柔毛；苞片极小，三角形，长1～2 mm，远比萼筒短；小苞片极小，圆卵形，疏生微毛；萼筒无毛，5齿裂；花冠长2～3.5 cm，5裂成唇形，外面有微柔毛或近无毛；雄蕊5枚，花丝基部有疏毛；花柱伸出，下部1/3有柔毛或近无毛。果实卵球形，成熟时黑色。花、果期3～10月。

▶**生境分布**　生于沟边、河旁、水塘边的灌丛中。分布于中国广

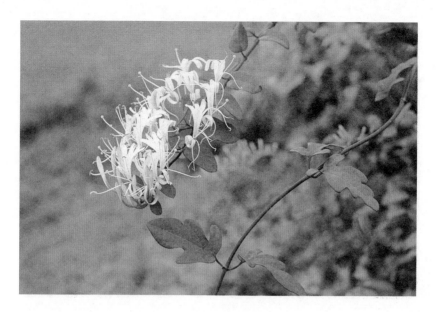

东、广西；越南也有分布。

▶ **采收加工**　同大花金银花。

▶ **性味功效**　同大花金银花。

▶ **用量**　同大花金银花。

▶ **验方**　同大花金银花。

功 劳 木（土黄连、木黄连）

▶ **来源**　小檗科植物阔叶十大功劳 *Mahonia bealei*（Fort.）Carr. 的根、茎。

▶ **形态**　常绿灌木，高1～2 m。根粗壮，木质，表面棕黄色。茎无刺，无毛，表面灰黄色或褐色，粗糙；根和茎的切断面均呈黄色。叶互生，单数羽状复叶，常聚生于茎端，有小叶9～15片，顶生小叶有柄，侧生小叶无柄，最下方1对小叶较小，着生于叶轴基部之上1～

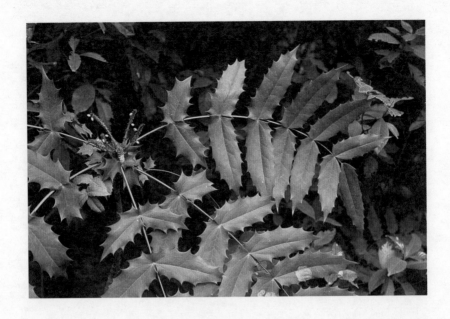

1.5 cm处；小叶片革质，卵形或长圆形，长4～12 cm，宽2.5～5 cm，先端尖，基部近圆形或截平或略呈心形，两侧不对称，每边有2～6缺刻状刺齿，两面均无毛；叶柄无毛。花黄色；总状花序直立，由茎端的芽鳞腋内抽出；萼片6片；花瓣6片，倒卵形；雄蕊6枚，花药瓣裂。果实卵圆形，长0.8～1 cm，成熟时蓝黑色，有白粉，内有种子3～4粒，花、果期8月至次年3月。

▶**生境分布**　生于溪边、山坡、山谷、路边灌丛中或石山灌丛中。分布于陕西、河南、浙江、江西、安徽、福建、湖北、湖南、广东、广西、海南、四川、贵州。

▶**采收加工**　同无刺功劳木。

▶**性味功效**　同无刺功劳木。

▶**用量**　同无刺功劳木。

▶**验方**　同无刺功劳木。

石灰（生石灰）

▶**来源**　原岩石为石灰石 Limestone 经大火煅烧而成。

▶**性状**　为白色或灰白色无定型结块，质坚实，不透明。断面呈粉质状。比重3.4。熔点很高。置氢氧焰内灼热之，则放出极亮的白光，露置空气中则逐渐风化，加水则发热而反应生成氢氧化钙。易溶于酸。

生石灰暴露于空气中吸收水分后，则逐渐风化而成熟石灰；或生石灰加水发热而反应生成氢氧化钙，也即熟石灰。生、熟石灰吸收大气中的二氧化碳而成碳酸钙，即陈石灰。

▶**产地**　全国大部分地区有分布。

▶**采收加工**　将采来的石灰石放在窑中，密封，只留出气眼，大火煅烧，取出即为石灰（生石灰）。经风化或水解成白色粉末即成。

▶**性味功效**　辛，温；有毒。收敛止血，燥湿，杀虫，蚀恶肉，制酸，止泻。

▶**用量**　3～6 g，入丸剂、散剂，或加水溶解后澄清液服。

▶**禁忌**　本品因是腐蚀药，多用植物油或酒、醋调敷外用。外用时不能与水接触，否则烂肉。疮口红肿、肿毒未消者忌用。

▶**验方**　1. 烧伤、烫伤：①石灰（未风化的生石灰）适量。加冷开水搅拌起泡沫，经过一定时间（约半小时或放置过夜），待石灰水澄清后，取其上层清液，用等量茶油或桐油或其他食用植物油调匀成乳状，涂患处。②熟石灰粉、牛胆汁各适量。拌匀晒干，研细粉。先用鸡蛋清涂患处，然后将药粉撒患处。③石灰（生石灰）1块。放入装有菜油的杯中，浸于菜油中，石灰须与油面平，待石灰泡泛溢完后，再放入冷开水至齐杯口。等候至石灰如面浆状，涂于患处。④熟石灰粉、芒萁（铁芒萁）嫩芽焙灰存性研细粉各适量（芒萁粉应比熟石灰粉多）。用茶油调匀涂患处。⑤陈石灰粉、生桐油各适量，调成稀糊

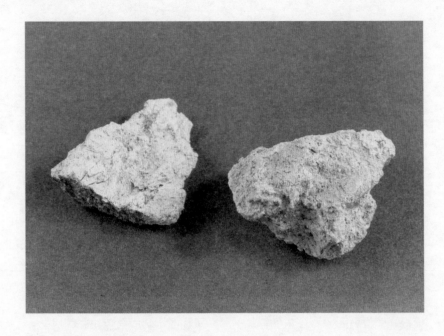

状，涂患处。使用以上①～⑤方的同时，取金银花、野菊花各30 g，甘草10 g。水煎当茶饮。

2．烧伤：①石灰（生石灰）30 g，乳香、没药各6 g，麻油或茶油30 ml。将石灰放入500 ml冷开水中搅拌，待石灰水澄清后，取澄清液，再将乳香、没药研细粉放入石灰澄清液中拌匀，然后加入麻油或茶油调匀敷患处。②新出窑的石灰（生石灰）适量。用冷开水化开（水宜多不宜少）拌匀（放置过夜），次日，将水面上结的一层如薄冰样物取起，加生桐油适量调匀，厚涂患处，每日涂3～5次。③陈石灰（陈年石灰）粉适量。用鸡蛋清适量调匀成稀糊状，涂患处。使用以上①～③方的同时，取毛冬青（或岗梅，或冬青）根或叶60 g。水煎当茶饮。④陈石灰（水飞过）、雄黄粉末、鸡蛋清各等量，用麻油或茶油适量调匀涂患处。同时取绿豆粗粉60 g，甘草10 g。水煎服。

石 膏（生石膏）

▶**来源** 原矿物为单斜晶系的硫酸钙矿物石膏 Gypsum。

▶**性状** 晶体呈板状、纤维状、叶片状和粒状。通常为白色，透明至半透明。条痕白色。片状解理，解理面呈玻璃光泽或珍珠光泽，纤维状者呈绢丝光泽。硬度1.5～2.0。比重2.3。微溶于水。易溶于盐酸及硝酸。加热至107℃时变为熟石膏。

生石膏和熟石膏的鉴别：取石膏粉末加水搅匀，放置10分钟，若呈干性黏结固体状的是熟石膏，若呈湿性散渣状的是生石膏。

▶**产地** 新疆、宁夏、山西、山东、河南、安徽、湖北、湖南、广东、广西、海南、四川、云南、贵州。

▶**采收加工** 生石膏：挖出后，去净泥土及杂质，打成小块，再碾细即成。煅石膏：将拣净的石膏块，放入砂罐内，放在无烟的炉火中煅至酥松状，取出，放凉，碾碎即成。

▶**性味功效** 辛、甘、寒。生石膏：清热泻火，除烦止渴。煅石膏：收湿，生肌，敛疮，止血。

▶**用量** 10～30 g。

▶**禁忌** 脾胃虚寒者及阳虚者忌服。

▶**验方** 1. 烧伤、烫伤：①石膏（生石膏）、桐油各适量。先将石膏研细末，加入桐油拌匀成稀糊状，高压消毒后涂患处，每日涂2～3次，至结痂。同时取金银花30 g，水煎服。②煅石膏粉500 g，花生油（或麻油，或茶油）250 g，凡士林适量。混合调匀，高压消毒后，敷患处，每日1次。敷药前先用生理盐水或黄柏水（黄柏200 g，水煎浓液）洗创面，如有水疱用消毒针刺破或用注射器抽吸水疱后再敷药。同时取金银花、毛冬青（或岗梅）根各30 g，水煎服，每日1剂。③石膏（生石膏）150 g，朱砂、冰片各15g。研细末，用菜油（或麻油、茶油）调成稀糊状涂患处，每日涂1次。同时取岗梅（或毛冬青，或冬

27

青）叶、车前草、
鱼腥草各30 g。水煎
服。④煅石膏120 g，
地榆250 g，蛇蜕
2张，发灰（乱发
750 g，洗净烘干烧
灰）30 g，冰片5 g，
桐油（或茶油）
1 kg。先将地榆、煅
石膏、冰片共研粉
末，然后用桐油30 g
炸蛇蜕溶化后，倒入
桐油1 kg，待油热，
再将地榆、煅石膏、
冰片粉末加入搅匀，
煎沸，离火，冷却成
膏，取此膏涂患处。
同时取黄连10 g，栀
子12 g，黄芩、黄柏
各15 g，水煎服，每
日1剂。

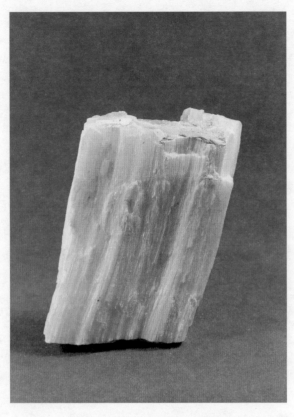

2. 烧伤：①石膏（生石膏）、大黄（或土大黄）、龙骨各250 g，黄柏、黄连（或黄连藤）、儿茶各125 g。研细粉，撒患处，若创面干燥，用茶油或麻油调药粉涂患处。同时取黄连、黄柏各10 g，金银花30 g，水煎服。②石膏（生石膏）粉，鲜土大黄、鲜毛冬青叶、鲜芦荟叶、鲜猴耳环叶各30 g。共捣烂，用茶油（或麻油）适量调成糊状，敷患处。同时取毛冬青叶60 g，水煎当茶饮。③煅石膏240 g，赤石脂30 g，炒黄丹15 g，冰片1.5 g。共研细粉，用麻油或花生油调匀涂患处。同时取毛冬青（或岗梅）根、金银花各30 g，水煎服。

冬 青 叶（四季青）

▶**来源**　冬青科植物冬青 *Ilex purpurea* Hassk. 的叶（或根皮、树皮）。

▶**形态**　常绿乔木，高可达10 m。树皮灰色或淡灰色。嫩枝有棱，无毛。单叶互生；叶片革质，长椭圆形，长6～10 cm，宽2～3.5 cm，先端尖，基部狭，边缘有疏浅锯齿，两面均无毛，侧脉每边8～9条；叶柄长0.5～1.5 cm。花淡紫色或紫红色；雌雄异株；复聚伞花序生于叶腋；雄花：花序三至四回分枝，有花10～30朵；花瓣4～6片；雄蕊4～6枚；雌花：花序一至二回分枝，有花3～7朵；花瓣4～6片；柱头不明显4～5裂。果实椭圆形，长约1 cm，宽约0.6 cm，成熟时深红色，顶端有宿存的柱头，内有分核4～5颗，分核背部有1条纵沟。花、果期4～12月。

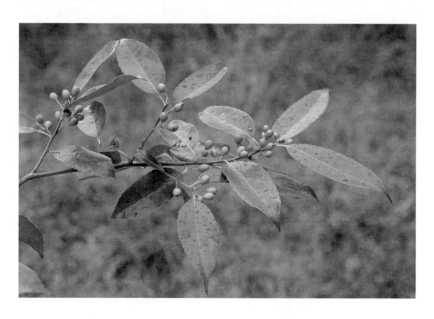

►**生境分布** 生于山坡疏林中、沟边、路边、林边、村落附近保育林中。分布于中国陕西、江苏、浙江、江西、安徽、福建、台湾、湖北、湖南、广东、广西、海南、四川、云南、贵州。

►**采收加工** 全年可采，鲜用或晒干。用时洗净，叶切丝或切碎，根皮和树皮切碎。

►**性味功效** 苦、涩，凉。清热解毒，消肿散瘀，抗菌消炎，收敛结痂。

►**用量** 15～60 g。

►**验方** 1. 烧伤、烫伤：①鲜冬青叶适量，捣烂，加酸醋调匀涂患处；或冬青叶研细粉，用冷开水调成糊状涂患处。每日涂5～6次。②鲜冬青根皮适量，捣烂，加井水少许擂汁，放置半小时左右，上面即凝成一层胶状物，取此胶状物涂患处，每日涂数次。

2. 烧伤：①冬青树皮1 kg，加水3 kg煎至0.5 kg，过滤，取药液涂患处，每日涂4～5次。②冬青叶500 g。加水煎成500 ml，涂患处；同时每次服20 ml，每日服4次。

光叶蛇葡萄（见毒消、粉藤）

►**来源** 葡萄科植物光叶蛇葡萄 *Ampelopsis heterophylla* （Thunb.）Sieb.et Zucc. var. *hancei* Planch. 的根、茎、叶。

►**形态** 木质藤本。根肥厚，切断面淡红色。嫩枝圆柱形，无毛或有极稀疏的短柔毛。单叶互生；叶片心形或卵形，长3.5～14 cm，宽3～11 cm，顶端尖，基部心形，通常不分裂或不明显的3～5浅裂，有时3～5中裂，边缘有锯齿，两面均无毛或有极稀疏的短柔毛；叶柄长1～7 cm，无毛或有极稀疏的短柔毛。卷须与叶对生，2～3分叉。花黄绿色，两性或杂性同株；聚伞花序与叶对生，花序梗长1～2.5 cm；花梗长1～3 mm，均有稀疏短柔毛；花瓣5片，分离，外面几乎无毛；雄蕊5枚，分离；花盘明显，边缘5浅裂。果实近球形，直径5～8 mm，

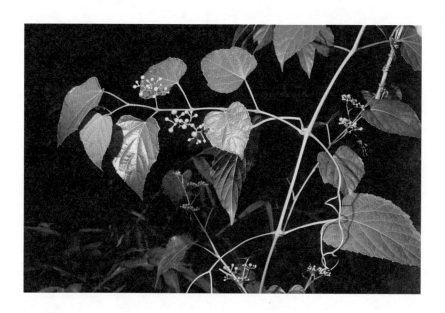

内有种子2～4粒。花、果期4～10月。

▶**生境分布**　生于山坡、山谷、沟边、路边、灌木丛中。分布于中国河南、山东、江苏、浙江、江西、福建、台湾、湖南、广东、广西、海南、四川、云南、贵州；日本也有分布。

▶**采收加工**　夏、秋季采，分别晒干或鲜用。用时分别洗净，切碎。

▶**性味功效**　甘、苦，凉；有小毒。抗菌消炎，清热消肿，收敛止痛。

▶**用量**　10～15 g。

▶**验方**　1. 烧伤、烫伤：①光叶蛇葡萄根、乌桕根皮各适量。共研细粉，用茶油调匀涂患处。同时取光叶蛇葡萄根15 g，金银花30 g，水煎服。②光叶蛇葡萄根6份，毛冬青根、矮地茶全草（紫金牛）各2份，细辛半份。水煎浓液，涂患处。冬季则研细粉调茶油或麻油涂患处。同时取金银花、毛冬青叶、光叶蛇葡萄根各15 g，水煎服。③光叶蛇葡萄茎、叶适量。水煎洗患处，然后取光叶蛇葡萄叶、金樱子叶各等量。研细粉，先在洗净的创面涂茶油，然后再撒上药粉，每日换药1次。同时取金银花30 g，水煎当茶饮。

2. 烫伤溃烂：光叶蛇葡萄根适量。研细粉，用茶油或麻油或花生油或桐油或菜油调匀敷患处，敷药前先用野菊花适量煎汤洗创面或用1：5000高锰酸钾（西药，又名灰锰氧）溶液洗创面。同时取一点红、野菊花、车前草各30 g，水煎当茶饮。

刘 寄 奴（南刘寄奴）

▶来源　菊科植物奇蒿 *Artemisia anomala* S. Moore 的地上部分。

▶形态　多年生直立草本，高0.5～1 m。茎圆柱形，有短柔毛。单叶互生，但着生于茎中、下部的叶通常对生或近对生；叶片厚纸质，中部叶卵形、长卵形或卵状披针形，长6～10 cm，宽3～4 cm，先端尖或长尖，边缘有锯齿，上面近无毛，下面初时微有蛛丝状绵毛，后脱落。花白色；头状花序长圆形或卵形，直径约2.5 mm，无柄，在分枝上排列成密穗状花序，并在茎上端排成圆锥花序；总苞无毛；总苞片3～4层，膜质，覆瓦状排列；全为管状花；边缘花雌性，2裂；中央花两性，5裂；雄蕊5枚，花药相连。瘦果长圆形或椭圆形，细小，顶端无冠毛。花、果期6～10月。

▶生境分布　生于山坡草地、林边、路边、沟边、河旁或疏林中。分布于河南、江苏、浙江、江西、安徽、福建、台湾、湖北、湖南、广东、广西、四川、贵州、云南。

▶采收加工　夏、秋季开花时采，晒干。用时洗净，切碎。

▶性味功效　苦，温。活血散瘀，通经止痛，抗菌消炎。

▶用量　10～15 g。

▶禁忌　孕妇忌服。

▶验方　1. 烧伤、烫伤：①刘寄奴叶适量。研细粉，用茶油调匀涂患处。②刘寄奴适量。研细粉，加入冰片少许调匀，用茶油或麻油

或花生油调涂患处。用上
述①～②方的同时，取金
银花30 g。水煎服。③刘寄
奴（或鸭脚艾，又名白苞
蒿）50 g。研细粉，加入冰
片1g，花生油（或茶油或
麻油）60 ml，拌匀成稀糊
状，先用生理盐水洗创面，
如有水疱用消毒针刺破，排
完水疱内液体后，将药涂
上，每日涂3次，涂至愈为
止。同时取金银花、一点
红、毛冬青（或岗梅）各
15 g。水煎当茶饮。

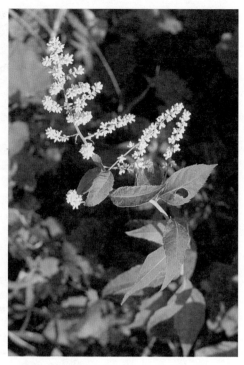

2．烫伤：①刘寄奴
（又名白苞蒿）、大黄（或
土大黄）各等量。研细粉，
水煎浓液，用蜂蜜（蜜糖）
或糯米浆适量调匀，涂患处。同时取金银花、野菊花各30 g。水煎服。
②刘寄奴、毛冬青叶（或根）各等量。水煎浓液，待冷，频涂患处。
同时取毛冬青叶（或根）30 g，水煎，加白糖适量，待冷，代茶饮。

阴 行 草（刘寄奴、北刘寄奴）

▶**来源**　玄参科植物阴行草 *Siphonostegia chinensis* Benth. 的全草。

▶**形态**　一年生直立草本，高30～60 cm。茎近方形或圆柱形，密
生短柔毛，干后黑色。叶生于下部的对生，生于上部的互生；叶片羽
状深裂，有裂片3～4对，条形，宽1～2 mm，边缘有不整齐的锯齿，

两面均有腺毛和短伏毛，干后黑色。花黄色，或上部带紫红色，长2～2.5 cm；总状花序生于枝顶；花梗极短，有小苞片1对；花萼筒长1～1.5 cm，有10条明显的纵棱，5齿裂；花冠5裂成唇形，外面有毛；雄蕊4枚，花丝基部有毛。果实披针状长圆形，长约1.5 cm，有纵沟，包藏于宿存萼筒内。种子多数，黑色。花、果期夏、秋季。

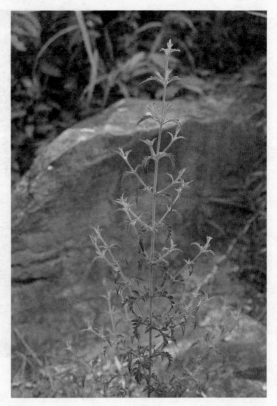

▶**生境分布** 生于山坡灌丛中、山脚草丛中、旷野、荒山草地、山坡湿地。分布于我国各地；朝鲜、日本、俄罗斯远东地区也有分布。

▶**采收加工** 夏、秋季采，晒干。用时洗净，切短段或切碎。

▶**性味功效** 苦，寒。清热利湿，凉血，解毒，消肿散瘀。

▶**用量** 10～30 g。

▶**验方** 烧伤、烫伤：①阴行草400 g。研细粉，再加入冰片10 g，调匀，用麻油或茶油适量调成稀糊状，涂患处。同时取阴行草、金银花各15 g，水煎，凉服。②阴行草、毛冬青（或冬青）叶、大黄、地榆各30 g。共研细粉，用桐油或茶油或麻油适量，调匀涂患处，如有水疱，用消毒针挑破后再涂药。同时取毛冬青叶、金银花各30 g，甘草

10 g，水煎服。③阴行草（或奇蒿，又名南刘寄奴）、大黄（或土大黄）、黄柏各30 g，黄连10 g（或黄连藤30 g）。共研细粉，用麻油或茶油调匀涂患处。同时取黄连10 g，黄柏15 g，水煎服。

芦 荟 叶（油葱叶）

▶**来源**　百合科植物芦荟 *Aloe vera* var. *chinensis* （Haw.）Berg. 的叶。

▶**形态**　多年生草本。茎短。叶呈莲座状簇生或稍2列着生或旋叠状，斜举或直立；叶片肉质，肥厚多汁，条状披针形或狭披针形，长15～35 cm，基部宽约4 cm，边缘疏生刺状小齿，先端渐尖，基部宽，粉绿色，新鲜时折断或切断有黏液流出，两面无毛，有绿色白色条状斑纹。花鲜红色或淡黄色而有红色斑点；总状花序，花茎高60～90 cm，从叶丛中抽出，通常不分枝；苞片披针形，先端锐尖；花梗长约6 mm，下弯；花被圆筒状，长约2.5 cm，6裂；雄蕊6枚，与花被近等长或略长。蒴果三角形，内有多数种子。花、果期7～9月。

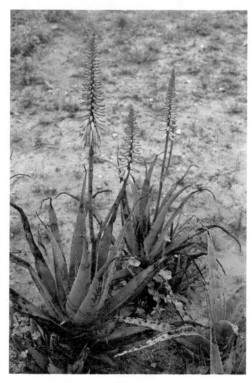

▶**生境分布**　栽培植

物。全国各地有栽培；亚洲南部和非洲也有栽培。

▶**采收加工** 全年可采，鲜用。用时洗净，捣烂取汁。

▶**性味功效** 苦，寒；有毒。消肿拔毒，润肠通便，消炎生肌，止痒，杀虫。

▶**用量** 鲜用30～60 g。

▶**禁忌** 孕妇忌服。

▶**验方** 烧伤、烫伤：①鲜芦荟叶适量。折断取自然汁或捣烂绞汁，涂患处。②鲜芦荟叶适量。加白糖少许，共捣烂，敷患处。③鲜芦荟叶、鲜毛冬青叶（或鲜岗梅叶，或鲜冬青叶）、鲜虎杖全株（或根茎和根）各30 g，生石膏粉15 g。共捣烂，加茶油适量调成糊状，搽患处。

芭 蕉（粉芭蕉、西贡蕉）

▶**来源** 芭蕉科植物大蕉 *Musa sapientum* L. 的根、叶、茎（假茎）。

▶**形态** 多年生高大草本，高3～5 m。根茎块状肥大，有多数较粗的须根。假茎圆柱状，直径约20 cm，全由叶鞘紧密层层重叠组成，基部不膨大或稍粗大，切断面成多层半环状，肉质。叶大型，直立或上举；叶片长圆形，长1.5～3 m，宽40～60 cm，先端尖，边缘全缘，两面均无毛，中脉宽约2 cm，侧脉多数且平行；叶面长30 cm以上，下部增大成一抱茎叶鞘。花黄白色，单性同株，穗状花序下垂，由叶鞘内抽出，花序轴无毛；苞片卵形或卵状披针形，长15～30 cm，外面紫红色，内面深红色，脱落；每苞片内有花2列；雄花脱落；花被管5齿裂；雄蕊5枚，退化雄蕊1枚。浆果长圆形，微弯，有3棱，肉质可食，成熟时黄色，味甜或略带酸，缺香气，无种子。花、果期夏、秋季。

▶**生境分布** 栽培植物。分布于我国福建、江西、台湾、广东、广西、海南、云南；越南、印度、马来西亚、菲律宾也有分布。

▶**采收加工**　全年可采，鲜用。用时洗净，切碎或捣烂。

▶**性味功效**　甘、淡、寒。清热消炎，凉血，收敛，散瘀止痛。

▶**用量**　30～120 g。

▶**验方**　烧伤、烫伤：①鲜芭蕉根、生蚯蚓各适量。捣烂，取汁涂患处。②鲜芭蕉叶适量，晒干研细粉；水疱已破者，用麻油调匀搽患处；水疱未破者，用鸡蛋清调匀敷患处。③鲜芭蕉茎或根捣烂取汁100 ml，新石灰汁600 ml，麻油（或桐油）100 ml。新石灰汁的制法：将新石灰1.5 kg放入3 kg清水里搅动后，泡15分钟以上，除去水面上的泡沫和水底的沉淀，取出清亮的石灰汁。另外，将芭蕉汁和麻油（或桐油）拌匀，使其混合后，再将石灰汁慢慢渗进去，边渗边搅拌，使其变成白色浆糊状膏。先用消毒针将水疱刺破，使水疱内的水流出，再用药膏涂患处，每日3～4次。用上述①～③方的同时，取金银花、冬青叶（或岗梅叶，或毛冬青叶）各30 g，柴胡15 g，甘草10 g，水煎服。

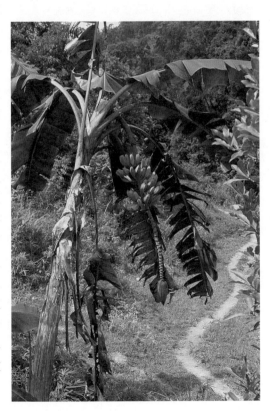

两面针根

▶**来源**　芸香科植物两面针 *Zanthoxylum nitidum*（Roxb.）DC. 的根。

▶**形态**　藤状灌木。根粗壮，外面土黄色，切断面黄色，味辛麻。老茎有翼状木栓层，嫩枝无毛，有锐刺。叶互生，单数羽状复叶，有小叶5～11片；叶轴有锐刺；小叶片对生，硬革质，阔卵形，或近圆形，或狭长椭圆形，长3～8 cm，宽1.5～4 cm，先端钝而微缺，缺口有油点，边缘有疏浅齿，齿缝有油点，基部两侧对称，两面均无毛，对光可见多数油点，中脉两面均有锐刺。花淡黄绿色；圆锥花序生于叶腋；花瓣4片；雄蕊4枚。果实近球形，外皮无毛无刺，有油点，成熟时暗紫色或红褐色，开裂，每个分果内有圆珠状黑色种子1粒。花、果期3～11月。

▶**生境分布**　生于山坡、平地灌木丛中、林边、疏林下、荒山草坡有刺灌丛中。分布于我国福建、台湾、广东、广西、海南、贵州、云南；越南也有分布。

▶**采收加工**　全年可采，趁鲜切片，鲜用或晒干，用时洗净，切碎。

▶**性味功效**　辛、苦，微温；有小毒。镇静止痛，活血散瘀，消炎消肿，解蛇毒。

▶**用量**　5～10 g。

▶**禁忌**　孕妇忌服。本品有毒，内服用量不宜过大，以免中毒。

▶**验方**　1. 烧伤、烫伤：①两面针根研细粉，取适量水煎，待冷，洗患处，然后再取两面针根粉适量撒患处。同时取金银花30 g，水煎服。②两面针根、金樱子根各等量。研细粉，撒患处。同时取金银花、一点红各30 g，水煎服。③两面针根皮、柠檬桉树二层皮各1份，甘草0.5份，冰片少许。研细粉，用茶油或麻油调匀涂患处。同时取毛冬青根（或岗梅根）、白茅根各15 g，一点红30 g。水煎服，每

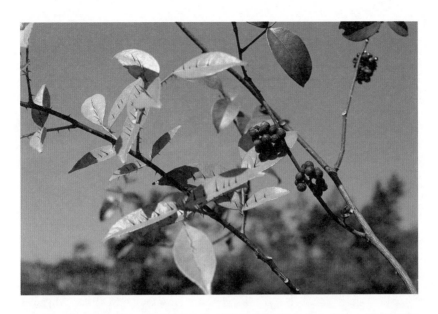

日1剂。④两面针根、苦木根（苦木科的苦树根）各0.5 kg，金樱子根5 kg，第一次加水煎2～3小时，第二次再加水煎1小时，合并2次煎液，浓缩至0.6 kg，取药液涂患处，每日涂4～5次。同时取金银花、野菊花、一点红各30 g。水煎服。⑤两面针根（或叶）100 g，黄连（或黄连藤）、冰片各50 g。研细粉，用凡士林适量调匀敷患处，每日或隔日换药1次。同时取金银花30 g，甘草10 g。水煎服。

2. 烧伤：①两面针根、甘草各适量。研细粉，敷患处，或用茶油调匀敷患处。同时取黄连10 g，黄芩、黄柏各15g。水煎服。②两面针根、苦木根各2份，虎杖根6份，共研细粉；另取白及粉适量，加水煮成稀糊状，再加入上药粉调匀涂患处，涂药前先用苦木根（或两面针根）适量，水煎清洗患处，然后涂药，每日涂2次。同时取金银花、毛冬青叶（或岗梅叶）各30 g。水煎服。

3. 毒蛇咬伤：①鲜两面针根30 g。水煎服；另取鲜两面针根磨酒涂伤口周围。②两面针根皮研细粉，取10 g开水送服；另取两面针根皮粉适量，用淘米水调匀敷伤口周围。

岗 梅（白点秤、天星木）

▶**来源**　冬青科植物梅叶冬青 *Ilex asprella*（Hook.f.et Arn.）Champ. ex Benth.的根、叶。

▶**形态**　落叶灌木，高1.5～3 m。根粗壮，外皮白黄色或浅棕褐色，切断面灰白色或黄白色，皮部薄。嫩枝紫褐色，无毛，枝条有散生的白色微突起的细点（皮孔）。单叶互生；叶片薄，卵形或卵状椭圆形，长3～6 cm，宽1.5～2.5 cm，先端长渐尖，基部宽楔形，边缘有锯齿，上面近无毛或叶脉略有微毛，下面无毛，侧脉每边6～8条；叶柄长3～8 mm。花白色；雌雄异株；雄花单朵或2～3朵簇生于叶腋；花梗长0.5～1 cm；花瓣4片，间或5～6片，仅基部合生；雄蕊4～5枚；雌花单朵生于叶腋，花梗长2～2.5 cm，果实球形，直径6～8 mm，成熟时紫黑色，果梗长2～3 cm，下垂，顶端有宿存的花柱。

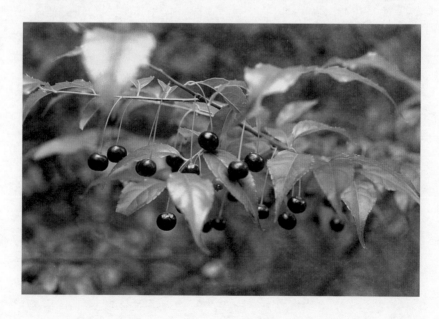

花、果期4～8月。

▶**生境分布** 生于山坡、山脚疏林中、荒山草地、路边、林边、沟边灌丛中。分布于我国江苏、浙江、江西、安徽、福建、台湾、湖北、湖南、广东、广西、海南；菲律宾也有分布。

▶**采收加工** 夏、秋季采，根趁鲜切片，鲜用或晒干。用时洗净，分别切碎。

▶**性味功效** 微苦、微甘，凉。清热解毒，生津，利咽，散瘀止痛，抗菌消炎。

▶**用量** 15～30 g。

▶**验方** 烧伤、烫伤：①岗梅根、千屈菜全草各10 g，金樱子根30 g，黄柏、大黄各15 g，地榆12 g。水煎8～10小时至药液变棕黑色，待冷搽患处。②岗梅叶适量，研细粉，用冷开水调成糊状，涂患处，每日5～6次；或鲜岗梅叶适量，捣烂，加酸醋适量调匀涂患处，每日5～6次。③岗梅叶10份，香胶（万灵胶）6份，研细粉，用凉开水调匀涂患处，每日数次。涂药前先用岗梅叶适量水煎，待凉，洗患处。

苦 参

▶**来源** 豆科（或蝶形花科）植物苦参 *Sophora flavescens* Ait. 的根。

▶**形态** 落叶灌木或亚灌木，高1～1.5 m。根粗壮，长圆柱形，表面黄色或黄褐色，切断面黄白色，味极苦。嫩枝有疏毛。叶互生，单数羽状复叶，有小叶6～12对，小叶互生或对生；小叶片椭圆形、卵形或披针形，长3～4 cm，宽0.5～2 cm，边缘全缘，上面无毛，下面有疏短柔毛或近无毛；叶柄有毛；托叶披针状线形，长约8 mm。花白色或淡黄色；总状花序疏散，生于枝顶；花冠蝶形，旗瓣倒卵状匙形，长13～14 mm，宽5～7 mm；龙骨瓣先端无突尖；雄蕊10枚，花丝分离。荚果稍四棱形，长5～10 cm，种子间收缩成不明显串珠状，有疏毛或近无毛，成熟时开裂成4瓣。种子长卵形，深红褐色或紫褐

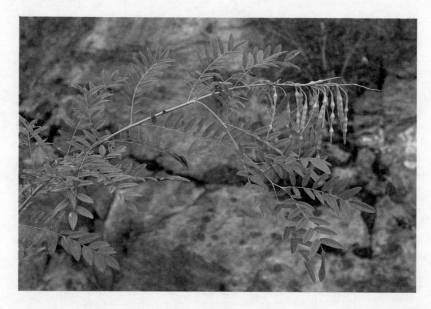

色。花、果期6～10月。

▶**生境分布**　生于向阳山坡、山脚、沟边、田野、路边、沙地草坡灌木丛中。分布于我国各地；俄罗斯西伯利亚地区、朝鲜、日本、印度也有分布。

▶**采收加工**　秋、冬季采，趁鲜切片，晒干。用时洗净，切碎或研粉。

▶**性味功效**　苦，寒；有毒。清热燥湿，抗菌消炎，杀虫，止痒。

▶**用量**　5～10 g。

▶**禁忌**　不宜与藜芦同用；脾胃虚寒者慎服。

▶**验方**　1. 烫伤、烧伤：苦参适量。研细粉，用植物油调匀敷患处。同时取毛冬青根30 g，水煎服。

2. 大面积烧伤、烫伤：苦参250 g，地榆500 g，牡丹皮150 g，黄连100 g。加水6000 ml煎至1500 ml，加压消毒后涂患处，每日数次。同时取黄连、黄芩、黄柏各5 g，金银花15 g，连翘、麦冬、地榆、牡丹皮各10 g，红参、五味子各3 g，灯心草、莲子心、甘草各6 g。水

煎服。再取绿豆250 g，甘草30 g。水煎频饮，以防热毒攻心。如发热
出现昏迷，取黄连、黄芩、黄柏各5 g，毛冬青根、生石膏各30 g，生
地黄、金银花各15 g，知母、连翘、牡丹皮各10 g，生晒参3 g，甘草
6 g。水煎，冲服牛黄粉末、珍珠粉末各0.2 g，琥珀粉末2 g。退热后，
取生地黄、麦冬、金银花、玄参各15 g，天花粉、沙参、知母、玉竹、
石斛、党参各10 g，甘草6g。水煎服。

刺 黄 连（土黄连、三颗针）

▶**来源**　小檗科植物蚝猪刺 *Berberis julianae* Schneid. 的根。

▶**形态**　常绿灌木，高1～1.5 m。主根圆柱状，粗约7 mm，外皮
土黄色，切断面鲜黄色。茎皮内面和木材均黄色；嫩枝无毛，枝有细
棱纹，节处有锐刺3枚，中间1枚较长，长2～3 cm。单叶，通常3～5片
簇生于刺腋内；叶片椭圆形、披针形或倒披针形，边缘有10～20枚刺
状锯齿，两面均无毛。花黄色或淡黄色，多朵簇生于叶腋，通常15～
30朵；萼片6片，下有小苞片2～3枚；花瓣6片，基部常有腺体2枚；雄
蕊6枚，花药瓣裂。果实长圆形，长7～8 mm，直径3～4 mm，成熟时
蓝黑色，无毛，有白粉，内有种子1粒。花、果期春末至秋季。

▶**生境分布**　生于山地灌木丛中、沟边、路边。分布于湖北、湖
南、广西、广东、四川、贵州。

▶**采收加工**　全年可采，趁鲜切片，鲜用或晒干。用时洗净，切碎。

▶**性味功效**　苦，寒。清热燥湿，消炎抗菌，泻火解毒。

▶**用量**　5～15 g。

▶**验方**　1. 烧伤、烫伤：①刺黄连（或黄连）、地榆各30 g，研
细粉，加入凡士林90 g，加热溶化，涂患处，每日1次。同时取金银
花、一点红各30 g，水煎服。②刺黄连（或黄连）、两面针根各等量。
研细粉，用麻油或茶油调成稀糊状，或制成15%麻油或茶油混悬液，
涂患处。取刺黄连（或黄连）10 g，黄芩、黄柏、栀子各15 g，甘草

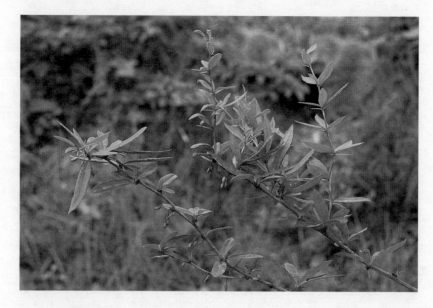

6 g。水煎服。

2. 烧伤：①刺黄连（或黄连）、两面针根、地榆、七叶一枝花（或重楼）各等量。研细粉，用菜油或麻油或茶油调匀，涂患处。同时取刺黄连（或黄连）10 g，岗梅根30 g。水煎服。②刺黄连（或黄连）、毛冬青（或岗梅）根、黄柏、地榆各等量。研细粉，加凡士林适量调成软膏，涂患处，隔日涂1次；涂药前，先取刺黄连（或黄连）适量，水煎成浓液洗净创面后再涂药。同时取毛冬青（或岗梅）根60 g，水煎，加白糖调匀，待冷，代茶饮。

岭南山竹子（山竹子、木竹子）

▶来源　藤黄科植物岭南山竹子 *Garcinia oblongifolia* Champ.ex Benth. 的树皮、根皮、叶。

▶形态　常绿乔木或灌木。新鲜时折断有黄色汁液。树皮深灰

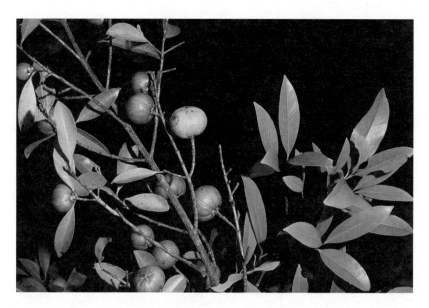

色。单叶对生；叶片嚼之有酸味，长圆形、倒卵状长圆形或倒披针形，长5~10 cm，宽2~3.5 cm，边缘全缘，两面均无毛，侧脉10~18对；叶柄无毛。花橙黄色或淡黄色，单性异株；单生或伞形状聚伞花序生于叶腋或枝顶；雄花：萼片4片或5片，等大；花瓣4片或5片；雄蕊多数，花丝合生成1束；无退化雌蕊；雌花：萼片和花瓣与雄花相似；退化雄蕊多数，合生成4束；子房上位，8~10室。浆果卵球形或圆球形，无棱，长2~4 cm，直径2~3.5 cm，成熟时黄色，顶端有隆起的宿存柱头，果肉酸甜可食，内含黄色胶质，吃后牙齿常染成黄色，故民间称为黄牙果。花、果期4~12月。

▶**生境分布**　生于山坡、山谷、沟边疏林中，平地、林边、路边向阳处。分布于我国广东、广西、海南；越南也有分布。

▶**采收加工**　同山竹子。

▶**性味功效**　同山竹子。

▶**用量**　同山竹子。

▶**验方**　同山竹子。

侧 柏 叶(扁柏叶、柏树叶)

▶来源　柏科植物侧柏 *Platycladus orientalis*（L.）Franco 的枝梢及叶。

▶形态　常绿小乔木或灌木。树皮红褐色。生鳞叶的枝梢扁平，直展或斜展，排成一平面。单叶，交互对生；叶片鳞形，扁平，长1～3 mm，两面均为绿色，密集，紧贴在小枝上，中央的叶倒卵状菱形或斜方形，两侧的叶船形，先端有腺点。球花小，单生于枝顶；雄球花黄色，有6～12枚交互对生的雄蕊；雌球花蓝绿色，有白粉，有珠鳞8～12枚，成对对生。球果近卵圆形，长1.5～2 cm，成熟前近肉质，蓝绿色，有白粉，成熟时珠鳞发育为种鳞，木质，开裂，红褐色；种鳞4对，木质，厚，近扁平，背部顶端下方有一弯曲钩状尖头。种子卵圆形，长约5 mm，宽约3 mm，无翅，棕褐色或紫褐色，顶端微尖。花、果期3～10月。

▶生境分布　生于土山或石山山坡的干旱地或肥沃湿润地，多栽培于庭园、村旁、寺庙附近。我国特产，分布于吉林、辽宁、内蒙古、宁夏、陕西、甘肃、山西、河北、河南、山东、江苏、浙江、江西、安徽、福建、台湾、湖北、湖南、广东、广西、海南、四川、云南、贵州、西藏；越南、朝鲜有引种栽培。

▶采收加工　全年可采，鲜用或晒干。用时洗净，切碎。

▶性味功效　苦、涩，寒。抗菌消炎，收敛，止血，清热，凉血，生发，乌发。

▶用量　10～15 g。

▶验方　1. 烧伤、烫伤：①侧柏叶适量，研细粉，用茶油或生油或桐油调匀涂患处。②鲜侧柏叶适量，捣烂，加冰片少许调匀，用第二次淘米水调涂患处；或鲜侧柏叶适量，捣烂榨汁涂患处。③鲜侧柏叶150 g，茶油80 ml，杉木炭（烧存性研细粉）30 g，先将侧柏叶捣

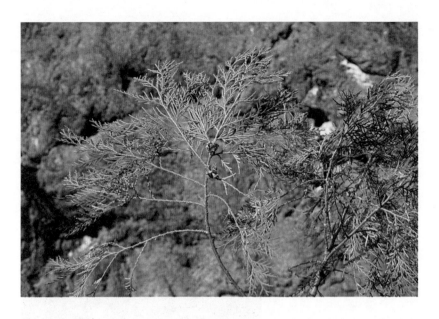

溶，加入杉木炭粉和茶油调成糊状涂患处。上述①～③方在外用的同时，取毛冬青根（或岗梅根）、金银花各30 g。水煎服。

2. 烧伤：侧柏叶、苦参、紫草、金银花藤、栀子、红花、白芷、血余炭各12 g，黄柏、大黄、五倍子、黄芩、当归、地榆、槐米、米糠（米壳）各18 g，生穿山甲片6 g，蜂蜡90 g，冰片15 g，麻油1 kg。先将麻油加热煮沸，放入穿山甲片、地榆、当归、大黄、黄柏、栀子、白芷、槐米、米糠、苦参、五倍子、金银花藤、血余炭、黄芩，不断搅拌至药呈深红色，再加入侧柏叶、红花炸10分钟，去渣，待温度降至100 ℃时加入紫草炸5分钟取出，加入蜂蜡熔化后再加入冰片搅匀，待冷用，将药油涂患处的同时，取黄连、黄芩、黄柏各6 g，岗梅根（或毛冬青根）、金银花各15 g，甘草10 g。水煎服。

金 银 花

▶**来源** 忍冬科植物红腺忍冬 *Lonicera hypoglauca* Miq. 的花蕾或带初开的花和茎（金银花藤）。

▶**形态** 多年生常绿缠绕藤本。茎圆柱形，嫩枝密生短柔毛。单叶对生；叶片卵形或卵状长圆形，长6～8 cm，宽2.5～4.5 cm，先端尖，基部圆形或浅心形，边缘全缘，上面中脉密生短柔毛，下面有橘红色或橘黄色腺点；叶柄密生短柔毛。花初开时白色，后变黄色；成对生于叶腋或多朵生于侧生短枝上或于小枝顶集合成总状花序；总花梗密生短柔毛；苞片条状披针形，与萼筒几乎等长；萼筒无毛，5裂，裂片仅边缘有毛；花冠长3～4 cm，5裂成唇形，外面疏生微伏毛和橘红色或橘黄色腺点；雄蕊5枚，无毛。果实卵球形，直径约8 mm，成熟时黑色。花、果期4～11月。

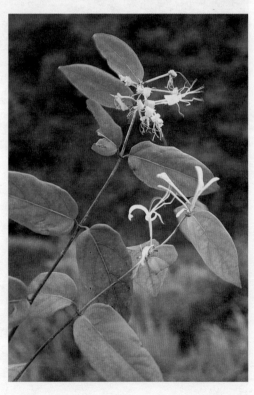

▶**生境分布** 生于山坡、山脚疏林下、林边、灌丛中或栽培。分布于中国浙江、江西、安徽、福建、台湾、湖北、湖南、广东、广西、海南、四川、云南、贵州；越南、日本也有分布。

▶**采收加工**　同大花金银花。

▶**性味功效**　同大花金银花。

▶**用量**　同大花金银花。

▶**验方**　同大花金银花。

金樱子根（金樱根）

▶**来源**　蔷薇科植物金樱子 *Rosa laevigata* Michx.的根。

▶**形态**　常绿灌木。枝有散生锐刺，嫩枝有腺毛，后逐渐脱落。根粗壮，外皮黑褐色，切断面褐红色。叶互生，单数羽状复叶，通常有小叶3片；小叶片椭圆状卵形、倒卵形或披针状卵形，长2～6 cm，宽1～3.5 cm，边缘有锯齿，两面均无毛或嫩叶下面中脉有腺毛；托叶有锯齿，离生或基部与叶柄合生，早落；叶柄和叶轴有锐刺和腺毛。花大，白色，直径5～7 cm；单朵生于叶腋；花梗和萼筒密生腺毛，随果实成长变成针刺；萼片5片，直立，边缘全缘，宿存；花瓣5片；雄蕊和雌蕊均多数。果实梨形或倒卵形，长2～3.5 cm，直径1～2 cm，成熟时红黄色，外面密生细刺，顶端有宿存萼片，内有多数坚硬的密生绒毛小瘦果。花、果期4～11月。

▶**生境分布**　生于向阳的山坡、荒地、路边、沟边、林边、沟边灌丛中。分布于我国陕西、江苏、浙江、江西、安徽、福建、台湾、湖北、湖南、广东、广西、海南、四川、云南、贵州；越南也有分布。

▶**采收加工**　全年可采，趁鲜切片，鲜用或晒干。用时洗净，切碎。

▶**性味功效**　酸、涩，平。清热收敛，活血散瘀，补肾固脱，抗菌生肌。

▶**用量**　30～60 g。

▶**验方**　1. 烧伤、烫伤：①金樱子根适量。水煎浓液，涂患处。②金樱子根、大风艾叶（或全株）各适量。水煎成浓膏，涂患处，连续使用。③金樱子根60 g，岗梅根、桐油木叶各30 g。水煎，待凉洗患

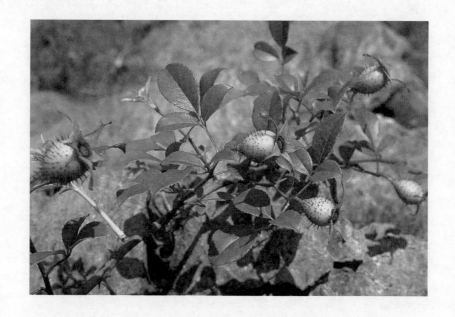

处。④金樱子根适量。研细粉，加麻油调匀搽患处。表皮破溃者，用鲜金樱子叶适量，捣烂取汁，涂患处。⑤金樱子根1 kg，加水2 kg，煎熬成1 kg药液，涂洗患处，每日3～4次。创面有分泌物者，取小叶金花草（或乌韭，又名大叶金花草）适量，研细粉，撒于创面，每洗1次就撒1次。⑥金樱子根、枇杷叶各等量。水煎成浓膏，涂患处。⑦金樱子根500 g。水煎成浓液800～1000 ml，用消毒纱布浸药液敷患处，每日3～4次。或金樱子叶适量，炒焦研细粉，用麻油（或茶油，或花生油）调匀敷患处。⑧鲜金樱子根适量，生大黄、生牡蛎各等量。先将金樱子根去外面粗皮，取内皮打烂，浸于冷开水中，用木棍搅拌成白泡沫，取白泡沫涂患处，再将生大黄和生牡蛎共研成细粉，撒于患处药液上，每日2次。⑨金樱子根适量。烧炭（存性）研成细粉，用茶油调成糊状涂患处。用药期间忌吃牛肉、生鸡、虾等食物。⑩鲜金樱子果实适量。水煎浓液涂患处。

2. 烫伤、烧伤，硫酸或火药烧伤：金樱子根2份，苦木（苦树的枝及叶或树皮）1份。水煎，去渣熬成膏，涂敷患处。

3. 烧伤：鲜金樱子根适量。水煎，去渣，浓缩成半流状膏，按4∶1的比例加入花生油，高压消毒后，涂患处，每日4～5次。

炉 甘 石

▶**来源**　原矿物为菱锌矿 Smithsonite。

▶**性状**　三方晶系，晶形少见呈菱面体，一般为土块状、钟乳状或多孔块状等。颜色因所含杂质而不同，纯净者为白色，含杂质的为白色带黄色、褐色、暗灰色。玻璃光泽，半透明至不透明。硬度5.0。比重4.1～4.5。性脆。能溶于盐酸中并产生气泡。置空气中则逐渐吸收二氧化碳。

以块大、色白、微显淡红、质轻而松，能浮于水者为佳；色黄、

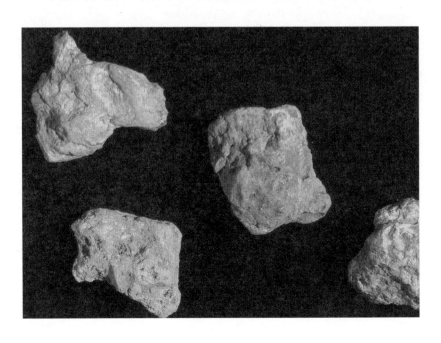

质硬者为次。

▶**产地** 山西、河北、湖南、广西、四川、云南等省（区）。

▶**采收加工** 采得后，除去泥土杂石，洗净，晒干，煅用。煅炉甘石：取净炉甘石，打碎，放入沙锅或坩埚或其他器皿内，在无烟的炉火中煅至微红，取出，立即倒入水中浸淬，搅拌，倒出混悬液，余下的石渣晒干，再如前法煅3~4次，最后将石渣弃去，合并混悬液，静置，倒去上面的清水，将余下的细粉干燥（晒干或烘干），收贮备用。

▶**性味功效** 甘，温。杀菌、防腐、燥湿、收敛、生肌，去翳明目。

▶**用量** 外用，一般不内服。

▶**验方** 烧伤：①煅炉甘石250 g，硼砂5 g，冰片4.5 g，氯霉素粉（西药）2.5 g。分别研细末后混合均匀，用生理盐水（或野菊花适量煎汤）将烧伤创面洗净后，将上药粉均匀撒在创面上。同时取金银花、鱼腥草、马齿苋、甘草各30 g。水煎冷服。②煅炉甘石250 g，硼砂10 g，白及200 g，血竭（或龙血竭）25 g，氯霉素粉5 g，冰片10 g。先将白及放烤箱中100 ℃加热约2小时，冷后研细末，其他各药分别研细末，然后全部混合均匀，用生理盐水（或野菊花适量煎汤）洗净创面后，将上药粉均匀撒在创面上。同时取金银花、鱼腥草、马齿苋、甘草各30 g，功劳木、柴胡各15g。水煎冷服。③炉甘石100 g，金银花、丹参、功劳木、马齿苋、松香、珍珠母、甘草各50 g，紫参（唇形科的华鼠尾草全草，又名石见穿）40 g，冰片10 g。炉甘石研细末后，放烤箱中100 ℃加热3小时；将珍珠母、功劳木、丹参、马齿苋、甘草、紫参、金银花共研细末，放烤箱中100 ℃加热1小时，再将松香、冰片分别研细末，然后全部混合均匀，用生理盐水（或野菊花适量煎汤）洗净创面后，将上药粉均匀撒在创面上。同时取金银花、毛冬青根各30 g，甘草15g。水煎服。④煅炉甘石粉末、煅石膏粉末各100 g，白及、地榆、白芷、夏枯草、土茯苓、蒲公英各30 g，黄连或黄连藤、黄柏、黄芩、大黄（或土大黄）、紫草、苍术、蒲黄、乳香各15g。先将白及等后14味药浸入1 kg麻油（或茶油，或菜油）中，浸7日后，用文火加热1~2小时，过滤，药油继续用文火熬1~2小时，至滴水成珠后，加入炉甘石和石膏粉末（以成软膏为度），加大火炼药油至冒出白烟，不断搅拌，加热1～2小时，至再度滴水成珠，冷后呈红棕色软膏，洗净创面后，涂患处。同时取毛冬青根、鱼腥草、车前草各30 g。水煎冷服。

南岭功劳木（土黄连、木黄连）

▶**来源**　小檗科植物福氏十大功劳 *Mahonia fordii* Schneid. 的根、茎。

▶**形态**　常绿灌木，高0.5～1.5 m。茎无刺、无毛。根和茎的切断面均呈黄色。叶互生，单数羽状复叶，聚生于茎端，有小叶4～7对，无柄，最下方1对小叶较小，着生于叶轴基部之上1～2.5 cm处；小叶片革质，卵形或卵状披针形，长3.5～8 cm，宽2.3～3 cm，基部近圆形或截平，两侧略不对称，每边有3～5刺状小齿，两面均无毛。花黄色；总状花序直立，长5～8 cm，由近茎顶的芽鳞腋内抽出，通常4～5枝聚生茎端，呈簇生状；萼片6片；花瓣6片，长圆形；雄蕊6枚，花药瓣裂。果实椭圆状，长6～7 mm，稍有白粉，内有种子1～2粒。花、果期秋、冬季。

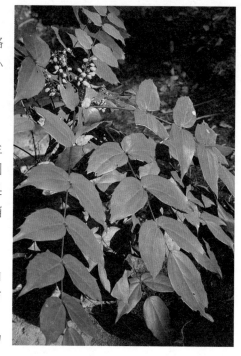

▶**生境分布**　生于山坡、山谷、沟边疏林下。分布于广东、广西、海南、湖南。

▶**采收加工**　同无刺功

劳木。

▶**性味功效** 同无刺功劳木。

▶**用量** 同无刺功劳木。

▶**验方** 同无刺功劳木。

南酸枣树皮（五眼果树皮）

▶**来源** 漆树科植物南酸枣 *Choerospondias axillaris*（Roxb.）Burtt et Hill的树皮或根皮。

▶**形态** 落叶乔木，高达10 m。树皮灰褐色或灰黑色，刮去表皮呈粉红色。嫩枝无毛或有微毛。叶互生，单数羽状复叶，小叶通常7～13片；小叶片卵形、卵状披针形或卵状长圆形，长6～10 cm，宽1.5～2.5 cm，先端渐尖，基部多少偏斜，边缘全缘或上部有疏齿，两面均无毛或少见下面脉腋有毛。花淡紫红色或黄绿色，杂性异株；聚伞圆锥花序生于叶腋；雄花序长4～10 cm；花瓣5片，覆瓦状排列；雄蕊10枚；雌花单朵生于上部叶腋；花柱5枚，分离。果实椭圆形或倒卵状椭圆形，长2～3 cm，直径约2 cm，成熟时黄色，内果皮白色黏稠浆糊样，味酸，顶端有5个不甚明显的孔眼，内有果核1枚。果核与果实同形，顶端上有5个明显的孔眼。花、果期3～10月。

▶**生境分布** 生于山坡、山谷疏林中、路边、村边。分布于我国浙江、江西、安徽、福建、湖北、湖南、广东、广西、海南、云南、贵州、西藏；越南、老挝、柬埔寨、泰国、缅甸、孟加拉、不丹、尼泊尔、印度、日本也有分布。

▶**采收加工** 全年可采，刮去外皮，鲜用或晒干。用时洗净，切碎。

▶**性味功效** 涩，凉。抗菌消炎，清热解毒，收敛止血，生肌。

▶**用量** 15～30 g。

▶**验方** 1. 烧伤、烫伤：①南酸枣树皮适量。加水煎3～4小时，纱布过滤，滤液熬成半流状浸膏，加等量植物油或甘油混合均匀，涂

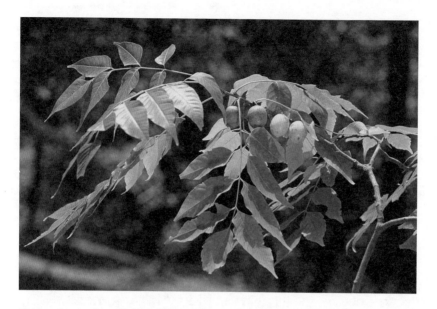

患处，每日1次。②南酸枣树皮500 g。加水5000 ml煎至1000 ml，敷患处，每日1～3次。可用此煎液加冷开水稀释洗患处，然后用浓煎液敷患处，如感染可加土黄连粉和冰片粉少量调匀敷。③南酸枣树皮3份，两面针根皮1份。分别研细粉，混合均匀，撒于患处，每日1～2次。④南酸枣树皮、茶叶树根皮各适量。水煎洗患处。另取鲜南酸枣叶、鲜毛冬青叶各适量，共捣烂，加鸭蛋清调匀，涂患处。⑤南酸枣树皮、六棱菊全草各适量。水煎成浓液或稀膏状，涂患处，连续使用。⑥南酸枣树皮（或南酸枣果核）适量。烧炭（存性），研细粉，加茶油或生油调匀涂患处。

2. 火焰及浓硫酸等烧伤：①鲜南酸枣树皮1000 g。加水煎2～3小时，去渣，浓缩成500 ml浓液，涂患处，每日涂4次以上。如患处有渗出液，每隔1～2日用1：1000的灰锰氧（高锰酸钾）溶液或生理盐水洗后涂药。创面痂皮，清洗后再涂药，每日清洗1次。大面积烧伤，可加用抗生素及磺胺类药物预防感染。②南酸枣树皮适量。研粉，用60%的酒精浸泡过药面，浸48小时后过滤，取药液涂患处。大面积烧伤，为预防感染，开始可服消炎杀菌中草药（如毛冬青、黄连、黄柏、金银花等）或肌注青霉素或链霉素；创面脓液多，可用黄连煎水冲洗后再涂药。③南酸枣树皮8份，金银花2份。加水煎4～5小时，过滤浓缩成稀膏状，先用黄连水（黄连15 g，水煎液）或呋喃西林液洗创面，再涂药，并在药面撒少许冰片粉，每日换1次。④南酸枣树皮（或酸枣树皮）、大黄、榆树皮（二层皮）各30 g。共研粉，用70%的酒精浸泡过药面，浸泡48小时后过滤，用喷雾法向患处喷洒药液。

栀 子（山栀子、黄栀子）

▶来源　茜草科植物栀子 *Gardenia jasminoides* Ellis 的成熟果实。

▶形态　常绿灌木，高0.5～1.5 m。枝圆柱形，灰色，无毛。单叶，对生或3片轮生；叶片长圆形或长圆状披针形，有时为倒卵状长圆形，长5～10 cm，宽2～5 cm，先端尖，基部狭，边缘全缘，两面均无毛；叶柄无毛；托叶鞘状，膜质。花大，有香气，初开时白色，后变成淡黄白色，单朵生于叶腋或小枝顶端；花萼倒圆锥形，有纵棱，5～6裂，裂片长1～2 cm，条状披针形；花冠高脚碟状，5～6裂，裂片长2～3 cm；雄蕊5～6枚，内藏；子房1室，柱头棒状。果实倒卵形或长圆形，长2～4 cm，直径1.5～2 cm，有翅状纵棱5～8条，顶端有宿存的萼裂片，成熟时黄色或橙黄色。种子多数，集结成团，外面有黄色黏物质。花、果期6～10月。

▶生境分布　生于山坡、平地疏林下或灌丛中，也有栽培于庭园中或向阳山坡上。分布于我国浙江、江西、安徽、福建、台湾、湖北、湖南、广东、广西、海南、四川、贵州、云南；越南、日本也有分布。

▶采收加工　秋季果实呈红黄色时采，鲜用或晒干。用时洗净。

▶性味功效　苦，寒。清热解毒，泻火，凉血止血，抗菌消炎，抗肿瘤，降血压。

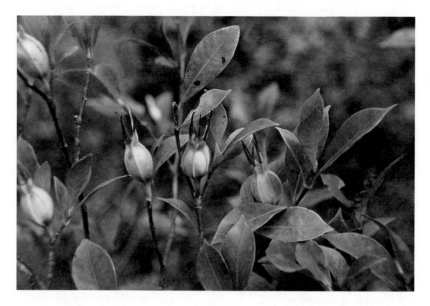

▶**用量**　6～10 g。

▶**验方**　1. 烧伤、烫伤：①栀子适量，研细粉，用茶油调匀敷患处。同时取毛冬青叶、一点红全草各30 g，水煎服。②栀子研细粉、杠板归全草研细粉各100 g。先取麻油250 g，煮开后，放入栀子粉和杠板归粉，煮至药粉变黄色时去火，然后放入蜂蜡50 g，搅匀，待冷后用，薄涂患处。同时取黄连、黄柏、大黄各10 g，水煎服。或取毛冬青根（或岗梅根）30 g，水煎代茶饮。

2. 大面积烧伤、烫伤：栀子、功劳木（或黄连）、土大黄（或大黄）、苦楝根皮各60 g，滑石180 g，薄荷30 g。共研细粉，用茶油调敷患处。同时取黄芩、黄连、黄柏各6g，金银花、毛冬青根（或岗梅根）各30 g，麦冬15g，甘草10 g，水煎服。并另取绿豆250 g，水煎频饮，以防热毒攻心。严重的患者，应中西医结合治疗。

3. 烧伤：栀子、大黄、黄连各15g，地榆30 g，野菊花6g（微炒），冰片3g。共研细末，麻油或茶油调涂患处。同时取栀子、大黄各15g，黄连10 g。水煎服。

香港功劳木（土黄连、木黄连）

▶**来源**　小檗科植物尖叶十大功劳 *Mahonia oiwakensis* Hayata 的根、茎。

▶**形态**　常绿灌木，高1～3 m。茎无刺、无毛，树皮纵裂。根和茎的切断面均呈黄色。叶互生，单数羽状复叶，常聚生于茎端，有小叶7～27片，无柄，最下方1对小叶较小，着生于叶轴基部之上2～3 cm处；小叶片革质，长卵形或披针形，长4～7 cm，宽1.5～3 cm，先端渐尖有锐刺，基部截形，基出3脉，每边有3～5刺状齿，两面均无毛；叶柄无毛。花黄色；总状花序由茎端的芽鳞腋内抽出，通常3～5枝聚生于茎端，呈簇生状；萼片9片；花瓣6片，顶端有浅裂；雄蕊6枚，花药瓣裂。果实近球形，成熟时紫蓝色，有白粉。花、果期秋、冬季。

▶**生境分布**　生于山坡、山脚、山沟灌木丛中。分布于台湾、广东、香港大东北山坡。

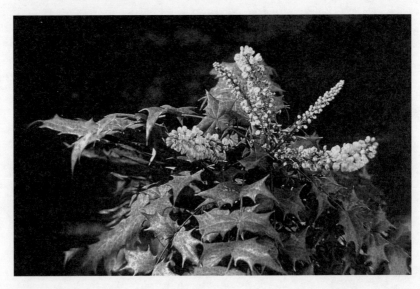

▶**采收加工**　同无刺功劳木。

▶**性味功效**　同无刺功劳木。

▶**用量**　同无刺功劳木。

▶**验方**　同无刺功劳木。

烧 伤 藤

▶**来源**　鼠李科植物咀签 *Gouania leptostochya* DC. 或毛咀签 *Gouania javanica* Miq. 的叶和带叶嫩枝。

▶**形态**　咀签：藤状常绿灌木。嫩枝无毛或有微柔毛。单叶互生；叶片卵形或卵状长圆形，长5～10 cm，宽3～5 cm，先端尖，基部心形，边缘有圆齿，无毛或下面沿脉有微柔毛；叶柄长1～2.5 cm，有微柔毛；托叶披针形，早落；叶腋有拳卷状卷须。花白色，杂性同株；单生或排成总状花序生于叶腋和枝顶；花序有微柔毛或无毛；花瓣5片；雄蕊5枚；花盘五角形，每个角延伸成1个舌状附属物；子房下位，3室。蒴果近球形，顶端有宿存的花萼，有3个近圆形翅，成熟时开裂。种子3粒，倒卵形，光滑，成熟时淡黄色。花、果期8～12月。

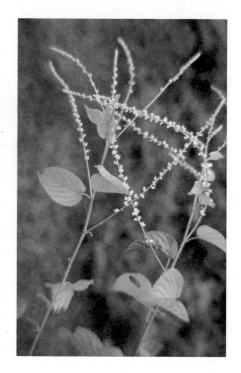

毛咀签：藤状常绿灌木。嫩枝、叶柄、花序轴、花梗

和花萼外面均密生短柔毛。叶腋有卷须，有毛。单叶互生；叶片卵形或宽卵形，长4～11 cm，宽2～6 cm，边缘全缘或有钝细锯齿，上面有丝状柔毛或仅叶脉有丝状柔毛，下面密生红褐色绒毛和丝状柔毛；托叶早落。花淡黄白色，杂性同株；总状花序或圆锥花序生于叶腋或枝顶，花序下部常有卷须；花瓣5片；雄蕊5枚；花盘五角形，每个角延伸成1个舌状附属物；子房下位，3室。蒴果近球形；直径约1 cm，有3个圆形的翅，内有种子3粒；种子倒卵形，红褐色，光滑。花、果期7～12月。

▶**生境分布** 咀签：生于石灰岩山的林边、路边、山坡疏林中。分布于我国广西、云南；越南、老挝、缅甸、印度、印度尼西亚、马来西亚、菲律宾、新加坡也有分布。

毛咀签：生于石山的林边、沟边、路边、灌丛中或疏林中。分布于我国福建、广东、广西、海南、云南、贵州；越南、老挝、柬埔寨、泰国、马来西亚、菲律宾、印度尼西亚也有分布。

▶**采收加工** 全年可采，鲜用或晒干，用时捣烂或切碎。

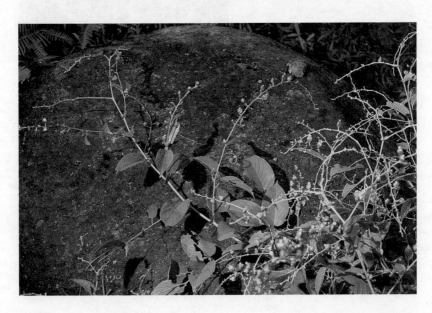

► **性味功效** 微苦、涩，凉。清热解毒，收敛，止血，抗菌消炎。

► **用量** 外用适量。

► **验方** 烧伤：①鲜烧伤藤适量。捣烂，加冷开水浸泡过药面，取浸出液涂患处，每日涂 3 次。同时取金银花、野菊花、一点红各 30 g，水煎，冷服。②烧伤藤、毛冬青（或冬青）叶各等量。研细粉，用冷开水浸泡过药面，取浸出液涂患处，每日涂 3 ～ 5 次。同时取金银花、毛冬青（或岗梅）根或叶各30 g，水煎服。

海 蛇 油

► **来源** 海蛇科动物平颏海蛇 *Lapemis hardwickii*（Gray）或青环海蛇*Hydrophis cyanocinctus*（Daudin）的体内脂肪油。

► **形态** 平颏海蛇：体形长条状，全长76 ～ 90 cm。北部黄色、黄绿色或绿色，有（29 ～ 46）+（3 ～ 6）个深橄榄色或暗灰色横带斑纹，斑纹相距1 ～ 2鳞宽，在体侧下方尖出呈三角形，有的渐细并向腹部延伸成完整的环纹。头大而短，头背黄橄榄色至深橄榄色，体黄橄榄色，腹淡土黄色，体鳞六角形或方形。尾左右侧扁。

青环海蛇：体形长条状，全长120 ～ 200 cm。身体前部为圆形，后部侧扁，尾左右侧扁。背部橄榄色或黄色，可有黄斑，有（47 ～ 71）+（0 ～ 10）个铁灰色至青黑色的完全环纹，环纹在背部宽，色深，在腹部窄，体侧最窄，色浅。头大小适中，腹部黄橄榄色，体鳞有棱，腹鳞可有黑色。

► **生境分布** 生活于沿岸近海的水中。善游泳，离开水则笨拙。海蛇是神经性毒蛇。分布于我国山东、江苏、浙江、福建、台湾、广东、广西、海南的沿海；越南也有分布。

► **采收加工** 全年可捕。海蛇常和鱼类同生活在一个环境中，用网捕鱼时容易捕到海蛇。将蛇剖腹去内脏，取出体内的脂肪，经煎熬加工即为海蛇油。余下的蛇体烘干，即成海蛇干，也供食用和药用。

▶**性味功效** 咸、甘，温。抗菌消炎，解毒消肿。

▶**用量** 外用适量。

▶**验方** 1. 烧伤、烫伤：海蛇油适量。涂患处；或海蛇油适量。加冰片少许调匀，涂患处。同时取金银花、大黄、连翘各15 g，黄连3 g，水煎服。

2. 烫伤后起泡，皮破流水，皮肉干焦，疼痛剧烈：①海蛇油20 ml，地榆适量。研细粉，调匀涂敷患处。同时取冬青叶（或毛冬青叶）、金银花各30 g，水煎服。②海蛇油适量，生大黄、生地榆各10 g，

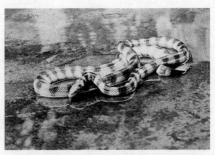

青环海蛇

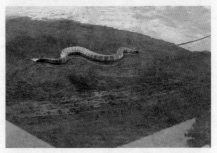

平颏海蛇

木芙蓉花15 g。共研细粉，调匀涂敷患处。同时取金银花、黄柏各15 g，黄连3 g，水煎服。

姬蕨叶（冷水蕨、岩姬蕨）

▶**来源** 姬蕨科植物姬蕨 *Hypolepis punctata*（Thunb.）Mett. 的嫩叶。

▶**形态** 多年生陆生蕨类植物，高1～1.5 m。根状茎长而横走，有棕色长毛。叶疏生，叶柄直立，长30～60 cm，草质，禾秆色，有疏毛；叶片长卵状三角形或卵状三角形，长35～70 cm，宽20～30 cm，二至三回羽状深裂，末回裂片长圆形，长约5 mm，边缘有圆齿，下面稍有毛；叶轴有毛或无毛。孢子囊群圆形生于末回裂片基部边缘两侧；囊群盖一层，由裂片边缘反卷覆盖。孢子期夏季。

▶**生境分布** 生于湿润
草地、山谷溪边阴湿处、林
边、路边灌木丛中。分布于
我国浙江、江西、福建、
台湾、广东、广西、海南、
四川、云南、贵州；越南、
老挝、柬埔寨、印度、菲律
宾、日本及澳大利亚和夏威
夷群岛也有分布。

▶**采收加工** 全年可
采，多为鲜用。用时洗净，
切碎。

▶**性味功效** 苦、辛，
凉。清热解毒，收敛，消炎
止痛。

▶**用量** 15～30 g。

▶**验方** 烧伤、烫伤：

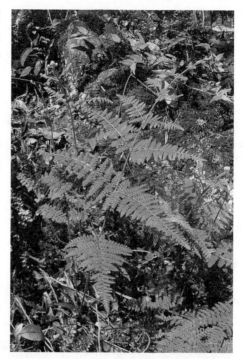

①鲜姬蕨叶适量。捣烂，用第二次淘米水或冷开水适量调匀，取汁涂
患处，每日数次。另取毛冬青叶（或根）、金银花各30 g，水煎服，每
日服1～2剂，分数次服。②鲜姬蕨叶、鲜岗梅叶（或毛冬青叶、冬青
叶）各适量。捣烂，加适量冷开水调匀，取汁涂患处，每日5～6次。
同时取岗梅根（或毛冬青根或冬青树皮）60 g，水煎，凉服。

黄　芩

▶**来源** 唇形科植物滇黄芩 *Scutellaria amoena* C. H. Wright的根。

▶**形态** 多年生直立草本，高达30 cm。根粗壮，直径1～2.5 cm，
分叉，切断面黄色。茎四棱形，有倒向或近平展柔毛或微柔毛。单叶

对生；叶片长圆状卵形或长圆形，长1.5～3.5 cm，宽0.7～1.5 cm，先端尖或钝，基部圆形或楔形，有时近心形，边缘全缘或上部有不明显圆齿，上面有疏毛或近无毛，下面近无毛或仅叶脉有疏毛。花蓝紫色；总状花序生于枝顶，长5～15 cm，花对生；花序轴和花梗有具腺微柔毛；花萼有具腺微柔毛，盾片高约1 mm，结果时增大；花冠唇形，长达3 cm，外面有具腺微柔毛；雄蕊4枚。小坚果卵球形，有小瘤点，成熟时黑色。花、果期5～10月。

▶**生境分布**　生于林下、林边、路边、灌木丛中、草地上。分布于四川、云南、贵州。

▶**采收加工**　秋季采，晒干。用时洗净，切片或切碎。

▶**性味功效**　苦，寒。清热泻火，凉血，安胎，抗菌消炎。

▶**用量**　3～10 g。

▶**验方**　1. 烧伤、烫伤：①黄芩、大黄、黄连（或黄连藤）、黄柏各等量。加水浸过药面，煎浓液，取纱布浸入煎液，晒干，剪成小块，加凡士林适量，再加盖蒸过或高压消毒，敷患处。②黄芩、大

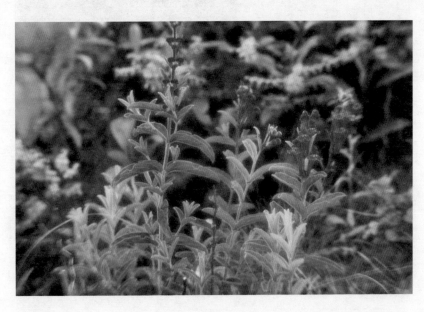

黄、龙骨、赤石脂、猫骨粉（猫骨文火焙干后研细粉）各10 g，黄柏、黄连、白芷、赤芍各6 g，刘寄奴、生石膏各5 g，冰片2 g。研细粉，用茶油或麻油调成稀糊状薄涂患处，每日1～2次。同时取毛冬青、金银花各30 g，甘草6 g，水煎服。

2. 烧伤：黄芩、大黄、地榆炭（烧存性）各100 g，冰片30 g。研细粉，香油或茶油或桐油调成稀糊状涂患处，每日2～3次。同时取黄芩、黄连、黄柏各10 g，栀子15 g，水煎服。

3. 烫伤：黄芩、黄连（或黄连藤）、黄柏、白及、石膏各适量。研细粉撒患处。同时取毛冬青（或岗梅）根或叶60 g，水煎代茶饮。

黄　柏

▶**来源**　芸香科植物秃叶黄檗 *Phellodendron chinense* Schneid.var. *glabriusculum* Schneid. 的树皮。

▶**形态**　落叶乔木。成年树的树皮较厚，外面黄褐色或黄棕色，内面黄色，味甚苦，嚼烂时有黏胶质，可将唾液染成黄色，木材淡黄色。嫩枝无毛。叶对生，单数羽状复叶，有小叶7～15片；小叶片长圆状披针形或卵状椭圆形，长5～12 cm，宽2～5 cm，先端尖，基部偏斜，边缘浅波状或有不明显小齿或全缘，上面无毛或仅中脉有短毛，下面无毛或沿中脉两侧有疏少柔毛；叶轴、叶柄和小叶柄无毛或有疏毛。花黄绿色；聚伞圆锥花序生于枝顶；花瓣5片；雄蕊5枚。果实近球形，成熟时蓝黑色；果序通常较疏散。花、果期5～11月。

▶**生境分布**　生于山坡、山脚疏林中或栽培。分布于我国陕西、甘肃、江苏、浙江、江西、台湾、湖北、湖南、广东、广西、四川、云南、贵州；越南有栽培。

▶**采收加工**　春、夏季间采剥10年生以上的树皮，轮流剥取，不能一次性环剥，刮去外面粗皮，鲜用或晒干。用时洗净，切丝或切碎。

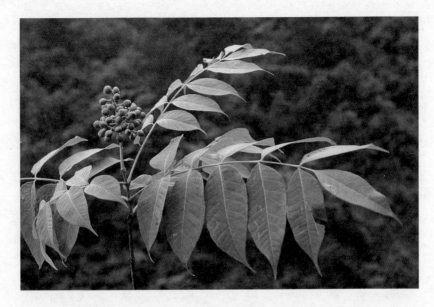

▶**性味功效**　苦，寒。清热燥湿，解毒，抗菌，收敛，泻火。

▶**用量**　3～12g。

▶**验方**　1.烧伤、烫伤：①黄柏、大黄各15 g，地榆30 g，冰片1 g。研细粉撒患处。②黄柏适量。研细粉，取适量与麻油调匀涂患处；或黄柏、大黄各等量。研细粉，用麻油调匀涂患处。③黄柏、黄连各30 g。研粉，加75%的酒精500 ml浸泡3日，取药液涂患处。④黄柏、凉粉草各30 g，冰片1g。研细粉，用茶油调匀涂患处。⑤黄柏、黄连、姜黄、归尾各10 g，地榆、生地黄各30 g。用香油400 ml将药熬枯，捞去渣，加入黄蜡120 g，溶化后，取药膏涂患处。⑥黄柏、长叶冻绿根皮（又名铁包金、苦李根）、毛冬青根（或岗梅根）各等量。水煎浓液，取药液先洗后敷患处，保持药面湿润。⑦黄柏、大黄、岗梅根（或毛冬青根）、金樱根、地榆、救必应（铁冬青树皮）各等量。水煎浓液，涂患处，或熬膏涂患处。使用上述各外用方时，应同时取金银花30 g，甘草10 g，水煎服。

2.烫伤：①黄柏、地榆各等量。研细粉，用麻油或凡士林调匀敷患处。②黄柏、大黄、地榆炭（烧存性）各等量。研细粉，用麻油调敷患处。

3. 烫伤重症感染发炎、发烧、败血症等：黄柏、黄芩各15 g，栀子12 g，黄连（或黄连藤）10 g。水煎服，每日1剂。

黄 连 藤 _{（藤黄连、黄藤）}

▶**来源** 防己科植物天仙藤 *Fibraurea recisa* Pierre 的藤茎、根。

▶**形态** 常绿木质藤本。老茎粗大圆柱形，表面棕褐色或黑褐色，切断面淡黄色，有菊花纹。根粗壮圆柱形，表面淡黄色，切断面黄色，有菊花纹。嫩枝绿黄色，无毛。单叶互生；叶片革质，长圆状卵形，长10～20 cm，宽2.5～9 cm，先端短尖，基部圆形，基出脉3～5条，边缘全缘，两面均无毛，中脉和网脉在下面突起；叶柄长5～14 cm，呈不明显盾状着生。花绿白色；单性异株；圆锥花序长16～22 cm，生于无叶老枝或老茎上；花被8～12片，外面2～6片微小，里面6片明显较大而肉质；雄蕊3枚，花丝长约2 mm，阔而厚。核果长圆状椭圆形，长1.8～3 cm，成熟时黄色。花、果期春至秋季。

▶**生境分布** 生于山谷、山坡林中。分布于我国广东、广西、云南；柬埔寨、老挝、越南也有分布。

▶**采收加工** 全年可采，趁鲜切片，鲜用或晒干。用时洗净，切碎。

▶**性味功效** 苦，寒；有小毒。清热解毒，抗菌消炎，消肿止痛。

▶**用量** 6～12 g。

▶**验方** 1. 烧伤、烫伤：①黄连藤适量。水煎浓汁，涂患处。②黄连藤（或黄连）、黄柏各30 g。研粉，用75％的酒精500 ml浸泡3日后用，取浸液涂患处。③黄连藤（或黄连）、黄芩、黄柏、儿茶、龙血竭（或血竭）、乳香、没药、龙骨、寒水石、甘草各15g，大黄

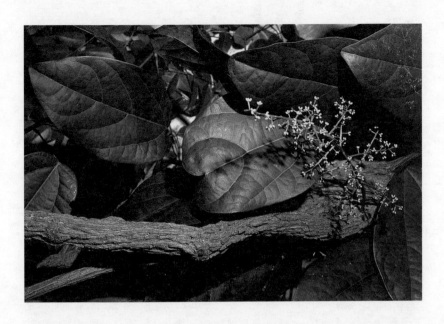

60 g，冰片12 g。研细粉，用麻油（或花生油，或桐油）调匀涂患处。
④黄连藤（或黄连）、黄柏、天花粉、地榆各60 g，研细粉。取生桐
油、生蜜糖各1 kg拌匀后，将药粉加入，随放随搅匀，取药液涂患处，
每日涂2～3次。上述①～④方外用的同时，取金银花、毛冬青叶（或
根）各30 g。水煎服。

　　2. 烧伤：①黄连藤（或黄连）、地榆、黄柏各等量。研细粉，加
凡士林调成软膏，先用消毒液（或用黄连藤适量，水煎浓液）洗净创
面，再将药膏涂患处，隔日涂1次。同时取黄连藤10 g，甘草15 g。
水煎服。②黄连藤（或黄连）10 g，甘草、蛇蜕、冰片各3 g，珍珠1
粒。共研细末，另取猪板油500 g，炼过，去渣待冷，加入上药末调匀
涂患处。同时取黄连藤10 g，水煎冲糖服。

　　3. 烫伤：黄连藤（或黄连）、大黄各等量。研细粉，用麻油调匀
涂患处。同时取金银花30 g，甘草10 g，水煎服；或取毛冬青根（或岗
梅根）30 g，水煎服。

黄 葵 花（野棉花、假芙蓉）

▶来源　锦葵科植物黄葵 *Abelmoschusmoschatus*（L.）Medic. 的花。

▶形态　多年生直立草本或小灌木，高1～2 cm。立根直而粗，圆锥状。茎有糙硬毛。单叶互生；叶片圆形或长圆形，掌状3～5深裂或浅裂，裂片披针形或三角形，边缘有粗齿，两面均有糙硬毛；叶柄有毛；托叶线形，长约7 mm，有毛。花黄色，直径约10 cm，基部中央暗紫色，单朵生于叶腋或有时排成总状花序生于枝顶；花梗长2～7 cm，有毛；小苞片7～10片，线状披针形，长8～15 mm，宽1～2 mm，有毛，花开后迟落；花萼佛焰苞状，一边开裂，结果时成环状脱落；花瓣5片，长5～6 cm；雄蕊多数，花丝合生成管状，长约2.5 cm，上部有多数分离的花丝；子房5室，花柱顶部有5分枝，柱头盘状。蒴果长圆状卵形，长约6 cm，顶端尖，有5棱，果皮有粗毛。种子肾形，有

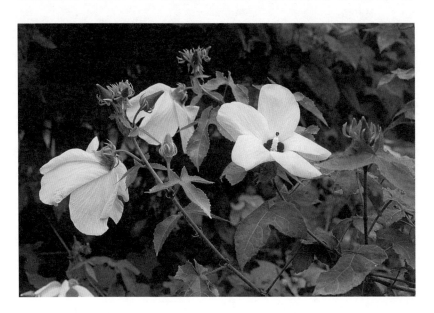

纵行乳头状小圆点，捣碎搓之微有麝香味。花、果期6～10月。

▶生境分布　生于湿润田边、沟边、地边、旷野草丛中或灌丛中。分布于我国江西、福建、台湾、湖南、广东、广西、海南、云南；世界各地均有栽培。

▶采收加工　春、夏季花开时采，鲜用或晒干。用时洗净，切碎。

▶性味功效　甘、淡，微寒。清热解毒，拔脓生肌，消肿止痛。

▶用量　3～10 g。

▶禁忌　孕妇忌服。

▶验方　1. 烧伤、烫伤：①黄葵花适量。研细粉，用茶油调匀敷患处。②鲜黄葵花（或根皮、茎皮）适量。用麻油浸没药面，浸15日可用，浸泡时间越久越好，取药油涂患处，每日涂多次。③鲜黄葵花（或全株）适量。捣烂榨汁，加茶油调匀涂患处，每日涂多次。上述3方外用的同时，均取金银花30 g，黄连10 g，水煎服；或取毛冬青根30 g，水煎服。

2. 烧伤：黄葵花60 g（鲜品300 g），大黄、黄连、生地黄各50 g，当归30 g，金银花、赤芍、牡丹皮、甘草各20 g，黄柏10 g。放入1 kg菜油中浸泡15日，然后用文火熬炼3小时后趁热过滤，待滤液冷后，加入薄荷脑12 g，冰片6 g混合均匀，小面积烧伤涂敷患处，大面积烧伤喷雾患处，每2小时涂或喷1次。同时隔日取牛黄解毒丸（中成药）1～2丸内服；或每日取毛冬青根30 g，水煎当茶饮。

黄蜀葵花（秋葵、假芙蓉）

▶来源　锦葵科植物黄蜀葵 *Abelmoschusmanihot*（L.）Medic. 的花。

▶形态　多年生直立草本或亚灌木，高1～2 m。主根圆锥状，粗而直。茎圆柱形，密生灰褐色糙硬毛和柔毛。单叶互生；叶片圆形或阔卵形，掌状5～7深裂或浅裂，裂片椭圆形、披针形、卵形或三角形，长3～15 cm，边缘有粗锯齿，两面均有糙硬毛和柔毛，叶脉的毛较密；叶柄有毛；托叶披针形，长1~1.5 cm，有毛。花深黄色，直径约12 cm，基部中央暗紫色，单朵生于叶腋或排成总状花序生于枝顶；花梗长1~5 cm，有毛；小苞片4~5片，卵形或卵状披针形，长2~3 cm，宽0.5~1 cm，宿存，两面均有毛；花萼佛焰苞状，一边开裂，结果时成环状脱落；花瓣5片；雄蕊多数，花丝合生成管状，上部有多数分离的花丝；子房5室，花柱5枚。蒴果椭圆状卵形，

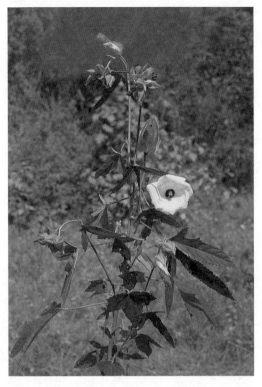

长4~5 cm，顶端尖，有5棱，密生长硬毛。种子肾形，有纵行的细圆点和短毛。花、果期8~10月。

▶**生境分布**　生于沟谷丛林边、路边、潮湿的山坡、草丛中，或栽培。分布于陕西、河北、河南、山东、江苏、浙江、江西、安徽、福建、台湾、湖北、湖南、广东、广西、海南、四川、云南、贵州；亚洲东南部也有分布，欧洲多有栽培。

▶**采收加工**　秋季花开时采，鲜用或晒干。用时洗净，切碎。

▶**性味功效**　同黄葵花。

▶**用量**　同黄葵花。

▶**禁忌**　同黄葵花。

▶**验方**　同黄葵花。

蚯 蚓 （广地龙、曲蟮、参环毛蚓）

▶来源 巨蚓科动物环毛蚯蚓 *Pheretima aspergillum* （E.Perrier）的全体。

▶形态 全体长圆筒形，全身分泌黏液。体长11～38 cm，宽5～12 mm，由100多个环节组成。头部退化，口在体前端。自第2个环节起，每节有刚毛，成环状排列，刚毛甚短，肉眼不易看见。雌雄同体。雌性生殖孔1个，在第14节腹面正中；雄性生殖孔1对，在第18节腹面两侧，呈乳头状。体背灰紫色，腹部淡黄棕色。

▶生境分布 生活在潮湿疏松的泥土中，行动迟缓，怕光，白天潜伏在土中，夜间外出活动。分布于我国福建、台湾、江西、广东、广西、海南；越南也有分布。

▶采收加工 春、夏、秋季捕捉。生用。用时先用冷开水洗净。

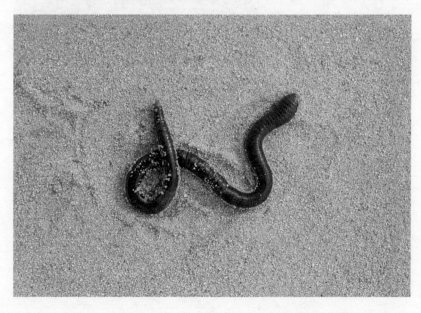

▶**性味功效** 咸，寒。清热，定惊，利尿，溶栓，降压，消炎，抗肿瘤。

▶**用量** 15～30 g。

▶**验方** 烧伤、烫伤：①生蚯蚓6条。加白糖70 g，放瓷碗中盖好，半日后即化为水，用此水频涂患处。②生蚯蚓、鲜酢浆草各适量。共捣烂，用淘米水调匀，取汁涂患处，每日涂4～6次。③生蚯蚓、茶叶、百草霜（杂草燃烧后附于灶突、锅底或烟囱内的烟灰，煤炉里的烟灰不能入药）各适量。捣烂，敷患处。④生蚯蚓5条，冰片3 g。共搅拌放碗内，取渍出的液汁涂患处。或生蚯蚓3条，加白糖50 g拌匀，待溶化，再加入冰片少许调匀涂患处。每次涂药前，先用冷盐开水（或双氧水）洗净伤处。若有水疱，可用消毒针挑破，将液体挤出，再涂此药液，一般用药1～2天后，伤面上结一层薄痂皮，不要去掉，用冷盐开水消毒后，继续涂药至愈。

斑 鸠 毛（花斑鸠、珍珠鸠）

▶**来源** 鸠鸽科动物珠颈斑鸠 *Streptopelia chinensis*（Scopoli）的羽毛。

▶**形态** 体长约33～35 cm。体重约250 g。嘴暗铅色。眼橙黄色或橙色。额和头顶通常灰色或蓝灰色，后颈有宽而十分明显的黑羽半圈，缀以黄色至白色的珠状斑。额和喉中央呈带黄的淡粉红色。上背褐色，各羽缘红褐色。下背及腰蓝灰色。尾上覆羽暗褐色或灰褐色；中央尾羽褐色。肩羽和三级飞羽均为黑褐色，羽缘红褐色；初级和次级飞羽黑褐色。下体为红褐色；腹面中央通常淡灰色。脚和趾紫红色或红色，爪红黑色。繁殖期4～8月。

▶**产地** 栖于平原或山地树林中，营巢于树杈上，常成小群活动。我国东部，西至陕西、四川等省有分布。

▶**采收加工** 全年可捕，捕得后，杀死，拔取羽毛，晒干。用时

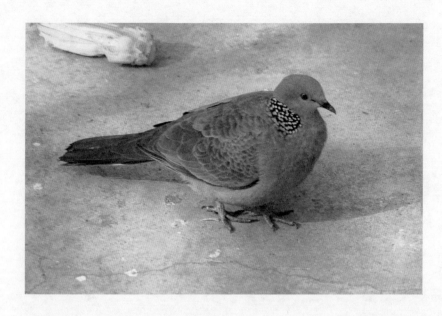

洗净，晒干，烧存性或煅成炭。余下的肉（去内脏）可煮熟食，也作药用，味甘，性平，有益精补肾作用。

▶**性味功效** 淡、涩，平。消肿散瘀，收敛，止血，生肌。

▶**用量** 只作外用，外用适量。

▶**验方** 烧伤、烫伤：①斑鸠毛适量。煅成炭，研细末，加凡士林（或茶油）适量，调匀，涂于患处。涂药前先用生理盐水（或穿心莲适量煎水）洗净创面，如有水疱，用消毒针刺破后，再用消毒棉球拭干。同时取金银花30 g，甘草10 g，水煎，冷服。②斑鸠毛、老松树皮各等量。分别煅成炭，研细末，混合均匀，用麻油（或茶油）调成稀糊状，用生理盐水洗净创面，涂患处；如有渗出液或化脓时，直接将药粉撒患处。同时取黄连（或黄连藤）10 g，黄芩、黄柏、栀子各15 g，水煎服。③斑鸠毛（煅成炭）、老松树皮（煅成炭）、鲜毛冬青叶（干品亦可）、假葡萄茎叶（葡萄科的蛇葡萄或广东蛇葡萄的茎叶）各适量。先用鲜毛冬青叶捣烂，加淘米水适量搅拌，滤取药液（如干品则加水浓煎，待冷后用），洗净患处；如创口感染化脓，则用假葡萄茎叶水煎浓液洗净患处。然后于创面涂上桐油，再将斑鸠毛炭粉与老松树皮炭粉共研细末，撒患处，隔日换药1次。同时取毛冬青叶、金银花各30 g，水煎，加白糖适量调匀，凉服。

猴耳环叶（围涎树、咬龙木）

▶**来源**　豆科（或含羞草科）植物猴耳环 *Pithecellobium clypearia*（Jack）Benth. 的叶及带叶嫩枝。

▶**形态**　乔木或灌木。嫩枝有明显纵棱，密生短柔毛，无刺。叶互生，二回双数羽状复叶，有羽片3~8对，每个羽片有小叶3~16对，小叶对生，近于无柄；小叶片革质，斜菱形，长1~7 cm，宽0.7~3 cm，先端尖；基部极不相等，边缘全缘，两面均有短柔毛；叶柄近基部处有1个腺体，叶轴上每对羽片间也各有1个腺体；小叶轴上在3~5对小叶间各有1个腺体。花有柄，白色或淡黄色；组成球形的头状花序，此头状花序再排成圆锥花序生于枝顶或叶腋；花瓣5片，中部以下合生；雄蕊多数，花丝下部合生，长为花瓣的2倍。荚果宽1~1.5 cm，旋卷成环状。种子椭圆形，黑色，无假种皮。花、果期2~8月。

▶**生境分布**　生于山坡、山脚、沟边、路边、疏林中或灌木丛中。分布于我国浙江、福建、台湾、广东、广西、海南、云南；热带亚洲也有分布。

▶**采收加工**　全年可采，鲜用或晒干。用时洗净，切碎。

▶**性味功效**　微苦、微涩，凉；有小毒。清热解毒，凉血消肿，消炎止痛，止血。

▶**用量**　10~15g。

▶**验方**　1.烧伤、烫伤：①鲜猴耳环叶（或亮叶猴耳环叶）适量。捣烂，加鸭蛋白调匀，涂患处。②鲜猴耳环叶（或亮叶猴耳环叶）、鲜毛冬青叶各适量。共捣烂，取汁，加冰片少许调匀涂患处；或晒干研细粉，用茶油调匀涂患处。同时取毛冬青根（或叶）、金银

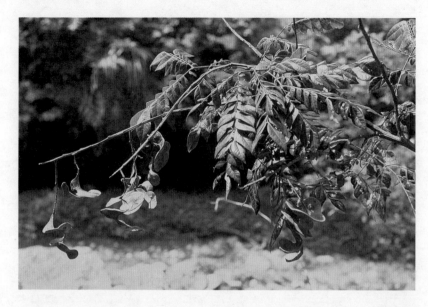

花藤各30 g（或金银花15 g），水煎代茶饮。③鲜猴耳环叶（或亮叶猴耳环叶）60 g，鲜广狼毒（海芋的根状茎，又名野芋头、痕芋头）100 g。共捣烂，冷敷患处。药暖则更换，冷敷。同时取毛冬青（或岗梅）叶30 g，水煎服。④鲜猴耳环叶（或亮叶猴耳环叶）、鲜酸藤子叶各适量。水煎待冷，洗患处。同时取猴耳环叶、毛冬青叶各等量，研细粉，用茶油调匀涂患处。

2. 烧伤：鲜猴耳环叶（或亮叶猴耳环叶）、鲜芭蕉根各等量。共捣烂，加第2次淘米水调匀敷患处。同时取一点红30 g，岗梅（或毛冬青）根、白茅根各15 g。水煎服，每日1剂。

寒 水 石（凝水石）

▶来源　原矿物为石膏 Gypsum。

▶性状　真的寒水石，根据现代矿物学研究，为单斜晶系，硫酸盐类矿物的一种。多产于盐卤地下，实为盐液渗入土中年久结成，这与古代论述相同。为白色或无色清莹有棱的结晶块，不透明，但有玻璃光泽，质坚硬，易潮解。不溶于水，能溶于酸，放出二氧化碳气泡。

▶**产地** 吉林、辽宁、内蒙古、甘肃、山西、山东等省（区）。

▶**采收加工** 采挖后，除去泥土和杂质，敲碎，生用。用时研成细粉。

▶**性味功效** 辛、咸，寒。清热，泻火，除烦，止渴。

▶**用量** 3～10 g。

▶**禁忌** 脾胃虚寒及无实热者忌服。

▶**验方** 1. 烧伤、烫伤：①寒水石适量。煅烧，研末，敷患处。②寒水石（研末）、秋石（研末）各15 g，三黄散（黄连、黄芩、黄柏）15 g，大黄（研末）6 g，甘草（研末）3 g。共拌匀，用茶油调成稀糊状，涂患处。③寒水石、炉甘石、生石膏、赤石脂各75 g，冰片3 g。先将前3味药研细末，再加入冰片（研末）拌匀，加麻油或茶油调

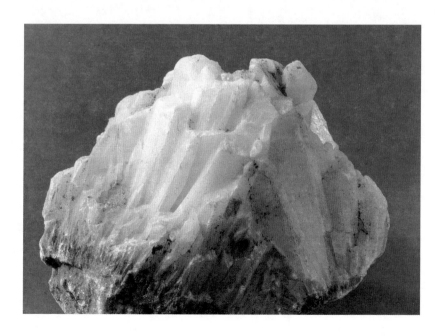

成稀糊状，涂患处。每日早、晚各涂1次，涂药前先将患处用生理盐水洗净后再涂药。使用上述①～③方的同时，取金银花、毛冬青叶（或根）各30 g，甘草6g，水煎当茶饮，或每日服牛黄解毒丸（中成药）1～2丸，用冷开水送服。

2. 烫伤：寒水石、大黄、地榆炭（煅存性）各等量。共研细末，用醋适量调成稀糊状，敷患处。同时取岗梅（或毛冬青）根30 g，水煎，调白糖冷服。

3. 烧伤：①寒水石、丹参、地榆、大黄（或土大黄）各等量。研细粉，用植物油调匀涂患处。同时取毛冬青根（或岗梅根）30 g，甘草10 g，水煎当茶饮。②寒水石、黄连（或黄连藤）、黄芩、黄柏、儿茶、乳香、没药、血竭（或龙血竭）、龙骨、甘草各15g，大黄（或土大黄）60 g，冰片12 g。研细粉，用麻油或茶油或花生油调匀涂患处。同时取绿豆粗粉60 g，甘草10 g，水煎服。

4. 烧伤、烫伤、溃烂有脓：寒水石、大黄（或土大黄）、黄柏（或功劳木）、乳香、没药、甘草各10 g。研细粉，用麻油或茶油调匀涂患处。同时取金银花30 g，毛冬青根15 g，甘草10 g。水煎当茶饮。

蜂 蜜（蜜糖、蜂糖、白蜜）

▶来源 蜜蜂科动物意大利蜂 *Apismellifera* Linnaeus所酿的蜜。此外，工蜂腹部蜡腺分泌的蜡质叫蜂蜡，又名蜜蜡、黄蜡、纯蜡。

▶形态 个体较大，蜂王（母蜂）体长16～17 mm，雄蜂体长14～16 mm，工蜂体长12～13 mm。工蜂体表有灰黄色细毛，头略呈三角形，有复眼1对，单眼3个，触角1对。口器长而发达，适合咀嚼和吸吮。胸部3节，中胸最大。翅两对，膜质透明，后翅中脉不分叉。唇基黑色，上唇前方无三角形翅斑。足3对，足上有采贮花粉的构造。腹部圆锥形，末端尖细，有毒腺和螫针，腹下有蜡板4对，内有蜡腺，分泌蜡质。每个蜂群有母蜂（蜂王）1只，为蜂群的核心，专司产卵；雄蜂

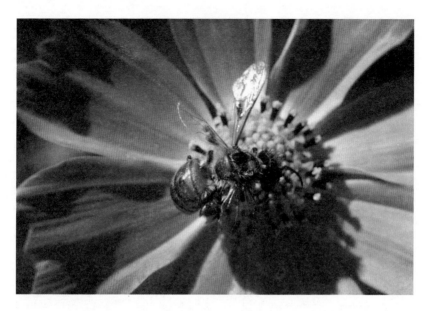

数百只，专司交配；工蜂上万只，为生殖系统不发育的雌蜂，专司采蜜、照顾幼蜂，喂饲幼虫和蜂王、筑巢和防御等职。

▶**产地**　人工养殖。全国各地有分布。

▶**采收加工**　春、夏、秋三季采，将蜂巢割下放入布袋中，将蜜挤出，或放进离心机内摇出，过滤，除去杂质。若蜂蜜掺有水，将蜂蜜滴在纱纸上，纸上的糖会渗开；若掺有淀粉，加水煮开后，待冷，滴入少许碘酒，会出现蓝色。新鲜蜂蜜呈半透明状的液汁，其颜色因蜜源植物不同而有差异。以稠如凝脂、味甜纯正、清洁、无杂质、不发酸者为佳。此外，将取去蜜的蜂巢放在锅内加热，使蜡完全溶化，趁热过滤，冷后凝结成块状，即为蜂蜡（熟蜡）。正品蜂蜡加热溶化时起泡，趁热嗅之有蜂蜜样香气。以黄色、块状、质较硬、干爽纯净、有油腻感和有蜂蜜香气者为佳。

▶**性味功效**　蜂蜜：甘，平。补中，润燥，解毒，止痛，抗菌，生肌，降脂。蜂蜡：甘，涩，微温。收涩，敛疮，生肌，止痛，抗菌。

▶**用量**　蜂蜜：15～30 g。蜂蜡：5～10 g。

▶验方　1. 烧伤、烫伤：①蜂蜜适量。先用生理盐水或1∶5000的高锰酸钾（又名灰锰氧）或0.05%的呋喃西林或野菊花适量煎汤洗净创面后，将蜂蜜均匀涂布创面上，每日涂2～3次。②蜂蜜、活蚯蚓各适量。将蚯蚓放入蜂蜜内浸泡成水（或与白糖适量共捣）涂患处，每日涂数次。③蜂蜜、鲜薤白鳞茎（或鲜韭菜）各适量。将薤白（或韭菜）捣烂，加入蜂蜜调成糊状涂敷患处。④蜂蜜、百草霜各适量。共调均匀，涂患处。⑤蜂蜜、麻油（或茶油）各适量。调匀，先用生理盐水或毛冬青根100 g，煎水洗或用童子尿淋洗后，涂患处。⑥蜂蜡、蜂蜜、麻油（或茶油）各适量。先将麻油煮沸，然后加入蜂蜡熬沸，再加入蜂蜜熬匀，放水中半日去火气，涂患处，若伤重者并可内服少量。使用①～⑥方的同时，取金银花、野菊花、毛冬青（叶或根）各30 g。水煎，冲蜂蜜（或白糖）适量，凉服。⑦蜂蜡60 g，茶油500 g，朱砂12 g（另包研细末），冰片6 g（另包研细末），生地黄、红花、归尾、麦冬、甘草、陈皮各12 g。先将后6味药加入茶油内文火煎至麦冬变褐色时，加入蜂蜡，待溶后，用纱布过滤去渣，加入朱砂、冰片调匀成膏状，涂患处。同时取金银花、连翘、大黄各15 g，黄连3 g，水煎服。

2. 烧伤：蜂蜡30 g，豆油270 ml。共煮沸成膏，用生理盐水清洗创面后，涂患处，每日涂数次。同时取金银花30 g，水煎，冲蜂蜜适量服。

3. 烧伤、烫伤治不得法，溃疡化脓：①蜂蜜30份，凡士林1份。调匀，用生理盐水清洗后，涂患处，每日涂1～2次，以后3日涂1次。②蜂蜡、当归各30 g，麻油（或茶油）150 ml。先将当归放入麻油（或茶油）内煎焦去渣，再加入蜂蜡搅拌溶化，隔水拔火气后，用生理盐水或1∶5000高锰酸钾清洗后，涂敷患处。使用①或②方的同时，取一点红、白花蛇舌草、积雪草、金银花、毛冬青根各30 g。水煎当茶饮。

翠 云 草

▶**来源**　卷柏科植物翠云草 *Selaginella uncinata*（Desv.）Spring 的全草。

▶**形态**　多年生蕨类常绿草本。主茎平卧地面，节上生根，两侧疏生向上伸展的叉状分枝。单叶，叶片质薄，嫩时上面呈蓝绿色，下面深绿色，两面无毛，在主茎上交互疏生，斜长圆状椭圆形，长3～5 mm，宽2～2.5 mm，先端渐尖，基部圆形或心状截形，边缘全缘；在叉状分枝上的侧生叶密生，较小，向两侧平展，排列在一平面上，中叶两行，斜卵圆状长圆形，长约1.5 mm，宽约1 mm，先端渐尖，边缘全缘。孢子囊穗单生于小枝顶端，长不及1 cm；孢子叶卵状披针形，渐尖，边缘全缘；孢子囊卵球形，生于孢子叶基部。孢子期夏季。

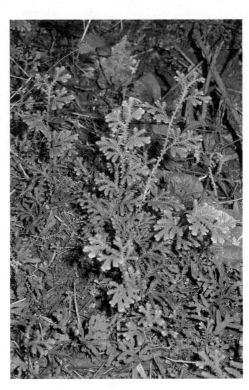

▶**生境分布**　生于林下阴湿的山谷、溪边、岩石上或石洞内。分布于我国浙江、江西、安徽、福建、台湾、湖北、湖南、广东、广西、海南、四川、云南、贵州；越南也有。

▶**采收加工**　全年可采，鲜用或晒干。用时洗净，切碎。

▶**性味功效**　微苦，寒。清热解毒，抗菌消炎，去腐生肌，收敛止血。

▶**用量**　15～30 g。

▶**验方**　1. 烧伤、烫伤：①翠云草适量。研细粉，用桐油或茶油调匀涂患处，或鲜翠云草适量，捣烂绞汁涂患处。②翠云草适量（炙存性）。研细粉，用乌桕种子油调匀敷患处。③翠云草研细粉、鲜桐油花（或叶）各等量。捣烂敷患处。④鲜翠云草、鲜小叶金花草（或大叶金花草，即乌韭叶）、鲜毛冬青叶（或岗梅叶，或冬青叶）各等量。捣烂绞汁涂患处，或上药晒干研细粉，用茶油或麻油或桐油调匀涂患处。在使用①～④方的同时，取金银花30 g，甘草10 g。水煎服。

2. 烧伤：①翠云草、凤尾草、黄连藤（或黄连）、地榆、虎杖根各20 g。研细粉，加入白矾（又称明矾）粉、冰片各5 g混合均匀，用麻油500 ml调匀涂敷患处，每日1～2次。②翠云草、黄连、地榆、虎杖根、毛冬青叶（或冬青叶，或岗梅叶）、七叶一枝花（或重楼）各等量。研细粉，取药粉80～200 g与凡士林适量调匀，敷患处，每日1～2次。使用①或②方时，若患处有感染，应先用消毒液（或用黄连藤或黄连适量，水煎作消毒液）清洗创面后再涂药。同时取黄连藤（或黄连）10 g，黄芩、黄柏各15 g，栀子12 g。水煎服。